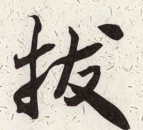

做自己的

拔罐

轻松学

赵春杰 ◎ 主编

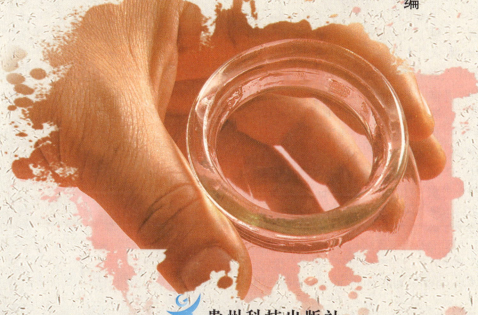

贵州科技出版社

图书在版编目（CIP）数据

拔罐轻松学 / 赵春杰主编. -- 贵阳：贵州科技出版社, 2022.7
　（"做自己的中医"系列丛书）
　ISBN 978-7-5532-1050-6

　Ⅰ.①拔… Ⅱ.①赵… Ⅲ.①按摩疗法 Ⅳ.①R244.3

中国版本图书馆CIP数据核字（2022）第070338号

做自己的中医　拔罐轻松学
ZUO ZIJI DE ZHONGYI　BAGUAN QINGSONG XUE

出版发行	贵州科技出版社
地　　址	贵阳市中天会展城会展东路A座（邮政编码：550081）
网　　址	http://www.gzstph.com
出 版 人	朱文迅
经　　销	全国各地新华书店
印　　刷	水印书香（唐山）印刷有限公司
版　　次	2022 年 7 月第 1 版
印　　次	2022 年 7 月第 1 次
字　　数	320千字
印　　张	14
开　　本	710 mm × 1000 mm　1 / 16
书　　号	ISBN 978-7-5532-1050-6
定　　价	77.00元

天猫旗舰店：http://gzkjcbs. tmall. com
京东专营店：http://mall. jd. com/index-10293347. html

前　言

俗话说"扎针拔罐，病去一半"。拔罐是中医学的明珠，承载着中国古代人民同疾病做斗争的经验和理论知识，是在古代朴素唯物论和自发的辩证法思想指导下，通过长期医疗实践逐步形成的传统自然疗法，有着简便易行、疗效显著的特点。随着人们自我保健意识的不断增强，拔罐既可保健养生又可治疗疾病，故越来越受到人们的欢迎。

拔罐是以罐为工具，利用燃火、抽气等方法产生负压，使之吸附于体表，造成局部瘀血，以达到通经活络、行气活血、消肿止痛、祛风散寒等作用的疗法。拔罐在中国有着悠久的历史，早在成书于战国时期的帛书《五十二病方》中就有关于"角法"的记载，而角法就类似于后世的火罐疗法。常用的拔罐方法有闪罐法、投火法、抽气罐法、水罐法、留罐法、走罐法、刺络拔罐法等。拔罐适用于呼吸系统、消化系统、循环系统、神经系统、内分泌系统、运动系统、泌尿生殖系统、妇科、皮肤科、眼耳鼻喉科、儿科等疾病。高热、抽搐、痉挛等，皮肤过敏或溃疡破损处，肌肉瘦削或骨骼凹凸不平及毛发多的部位不宜使用，孕妇腰骶部及腹部均须慎用。

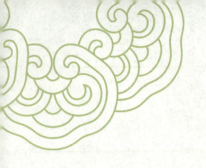

　　本书以疾病为纲，精选了日常生活中常见的病症和亚健康状态，首先系统全面地介绍了拔罐的功效、使用器具、操作技巧、动作示范及注意事项等几个方面，然后对和拔罐紧密相连的经络、腧穴进行清晰明了的图文解释，配以真人操作示范图，让读者一看就懂、一学就会。本书实用性、可操作性强，是现代家庭养生保健、防病治病的必备工具书。

　　在本书的写作过程中参阅和吸取了国内外同行的研究成果，对在本书稿中所引用的文献资料的作者，在此表示深深的感谢。由于篇幅所限，有些研究成果的出处未能详尽列举，敬请见谅。再则，由于作者水平有限，错误和不足之处在所难免，凡有不准确、不全面之处，敬请专家学者指正。

编　者

2022 年 4 月

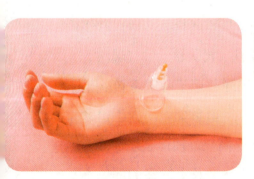
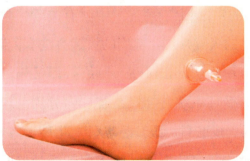

目 录

第一章

拔罐：历久弥新的古老疗法

拔罐的渊源……………………………………………………… 2

拔罐的治病机理………………………………………………… 4

罐印的奥秘……………………………………………………… 6

罐的种类………………………………………………………… 7

拔罐的辅助器具………………………………………………… 9

简便取穴，轻松找准穴位……………………………………… 11

各种拔罐法……………………………………………………… 13

拔罐操作运用规范和方法……………………………………… 21

拔罐的注意事项………………………………………………… 24

拔罐的正常反应和异常反应…………………………………… 25

第二章

拔罐养生保健，神清气爽乐无忧

开泄腠理，远离亚健康 ·················· 28

失眠 ································· 28

便秘 ································· 30

神经衰弱 ····························· 32

偏头痛 ······························· 34

空调病 ······························· 36

扶正祛邪，保健养生调理法 ·············· 38

养心安神 ····························· 38

缓解疲劳 ····························· 40

益智健脑 ····························· 42

补肾壮阳 ····························· 44

调理脾胃 ····························· 46

滋肝明目 ····························· 48

培补元气 ····························· 51

祛除浊气 ····························· 52

第三章

小病不求医，常见病拔去不适一身轻

内科常见病对症拔罐 ···················· 54

感冒 ································· 54

咳嗽 ································· 56

支气管炎 ····························· 58

肺炎……………………………………………… 60

肺结核…………………………………………… 62

腹胀……………………………………………… 64

腹泻……………………………………………… 66

消化不良………………………………………… 68

胃下垂…………………………………………… 70

胃炎……………………………………………… 72

胃痉挛…………………………………………… 74

肠炎……………………………………………… 76

脂肪肝…………………………………………… 78

慢性胆囊炎……………………………………… 80

呃逆……………………………………………… 82

慢性肾炎………………………………………… 84

心绞痛…………………………………………… 86

癫痫……………………………………………… 88

糖尿病…………………………………………… 90

低血压…………………………………………… 92

高血压…………………………………………… 94

高脂血症………………………………………… 96

冠心病…………………………………………… 98

面神经麻痹……………………………………… 100

五官科常见病对症拔罐……………………… 102

近视……………………………………………… 102

青光眼…………………………………………… 104

白内障…………………………………………… 106

慢性鼻炎………………………………………… 108

鼻出血…………………………………………… 110

慢性咽炎………………………………………… 112

牙痛 ···························· 114

复发性口腔溃疡 ················ 116

耳鸣 ···························· 118

耳聋 ···························· 120

皮肤常见病对症拔罐 ·········· 122

神经性皮炎 ···················· 122

湿疹 ···························· 124

荨麻疹 ························· 126

第四章

罐到痛自消，舒筋活络筋骨通

落枕 ···························· 130

腰椎间盘突出症 ················ 132

肩周炎 ························· 134

颈椎病 ························· 136

类风湿性关节炎 ················ 138

坐骨神经痛 ···················· 140

腰肌劳损 ······················ 143

足跟痛 ························· 145

第五章

轻松拔罐，祛除难言之隐

痔疮 ···························· 148

脱肛 ···························· 150

牛皮癣 ························· 152

白癜风 ························· 154

皮肤瘙痒 ·· 156

带状疱疹 ·· 158

遗精 ··· 160

阳痿 ··· 162

前列腺炎 ·· 164

第六章

关爱女性，呵护孩子健康

关爱女性，赶走妇科常见病 ······························· 168

痛经 ··· 168

月经不调 ·· 170

慢性盆腔炎 ·· 172

带下病 ·· 174

闭经 ··· 176

乳腺炎 ·· 178

乳腺增生 ·· 180

妊娠呕吐 ·· 182

产后腹痛 ·· 184

产后缺乳 ·· 186

更年期综合征 ·· 188

呵护孩子健康，儿科疾病的拔罐疗法 ······················ 190

小儿肺炎 ·· 190

婴幼儿腹泻 ·· 192

小儿疳积 ·· 194

小儿遗尿 ·· 196

百日咳 ·· 198

流行性腮腺炎 ·· 200

第七章

青春秘方，从内到外秀出美丽容颜

痤疮···204

黄褐斑···206

皮肤晦暗···208

皮肤粗糙···210

眼袋···212

第一章

拔罐：历久弥新的古老疗法

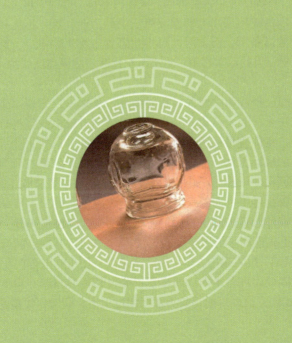

拔罐的渊源

"拔火罐"（简称"拔罐"）是我国民间流传很久的一种独特的治病方法，俗称"拔罐子""吸筒"，在《本草纲目拾遗》中叫作"火罐气"，在《外科正宗》中叫作"拔筒法"。古代多用于外科痈肿，起初并不是用罐，而是用磨有小孔的牛角筒，罩在患部排吸脓血，所以一些古籍又将其取名为"角法"。早在成书于战国时期的帛书《五十二病方》中就有关于"角法"的记载，这就表明我国医家至少在公元前6—公元前2世纪，已经采用拔罐这一治疗方法。

到了隋唐时期，拔罐的工具有了突破性的改进，开始用经过削制加工的竹罐来代替兽角。竹罐取材广泛，价廉易得，大大促进了这一疗法的普及和推广，同时竹罐质地轻巧，吸拔力强，也在一定程度上提高了治疗的效果。在隋唐的医籍中，记载这方面内容较多的是王焘的《外台秘要》，如《外台秘要》说："取三指大青竹筒，长寸半，一头留节，无节头削令薄似剑，煮此筒子数沸，及热出筒，笼墨点处按之，良久，以刀弹破所角处，又煮筒子重角之，当出黄白赤水，次有脓出，亦有虫出者，数数如此角之，令恶物出尽，乃即除，当目明身轻也。" 从以上介绍的青竹筒制火罐的情况看来，我国隋唐时期早已流行拔罐了。

宋金元时期，竹罐已完全代替兽角。拔罐的名称，亦由"角法"变为"吸筒法"。操作上，则进一步由单纯用水煮的煮拔筒法发展为药筒法。即先将竹罐在按一定处方配制的药物中煮过备用，需要时，再将此罐置于沸水中煮后，趁热拔在穴位上，以发挥吸拔和药物外治的双重作用。此法在元代医家萨谦斋所撰的《瑞竹堂经验方》中有详细记载。

在明代，拔罐已经成为中医外科重要的外治法之一，主要用于吸拔脓血，治疗痈肿。在吸拔方法上，较之前代，又有所改进。用得较多的是将竹罐置于多味中药煎熬后的汁液中，煮沸直接吸拔。所以，竹罐又被称为药筒。除了煮拔筒法，也应用一些更为简便的拔罐方法，如申斗垣的《外科启玄》就载有竹筒拔脓法，"疮脓已溃已破，因脓塞阻之不通……如此当用竹筒吸法，自吸去其脓，乃泄其毒也"。

至清代，拔罐获得了更大的发展。首先是拔罐工具的又一次革新。竹罐尽管价廉易得，但吸力较差，且久置干燥后，易燥裂漏气。为补此不足，清代出现了陶土烧制的陶罐，并正式提出了沿用至今的"火罐"一词。其次，拔罐方法有了较大进步，"以小纸烧见焰，投入罐中，即将罐合于患处。如头痛则合在太阳、脑户或颠顶，腹痛合在脐上。罐得火气舍于内，即卒不可脱，须得其自落，肉上起红晕，罐中有气水出"。此类拔罐方法即目前仍颇为常用的投火法。同时，拔罐的治疗范围也突破了历代以吸拔脓血疮毒为主的界限，开始应用于治疗风寒头痛及眩晕、风痹、腹痛等多种病症。

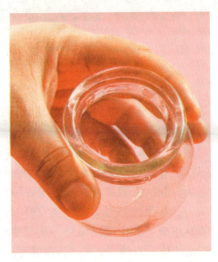

到了现代，拔罐已越出中医外科外治法的边界，取得突破性进展，已经普遍应用于内、外、妇、儿、五官等各科病症。既有急性病症，诸如急性阑尾炎、胆绞痛、急性扁桃体炎、急性腰扭伤、带状疱疹等，也用于治疗某些为西医所束手的疑难病症，如牛皮癣、红斑性肢痛症、遗尿等。拔罐工具除传统的拔罐器具外，已创制出诸多新的器具，诸如玻璃罐、橡皮罐、塑料罐及穴位吸引器等。拔罐操作方法也多种多样，如以吸拔的排气法分，有利用火力排去空气的火罐法，包括闪火法、投火法、架火法、滴酒法等；有利用煮水排去空气的水罐法；有利用注射器或其他方法抽去空气的抽气罐法。如以吸拔的形式分，又有单罐、排罐、闪罐、走罐之别。另外，近年来，拔罐与穴位刺激法结合运用得越来越多，其中不少已成有机整体，如用中草药煎煮竹罐后吸拔，或在罐内预行贮盛药液吸拔的药罐；在针刺过的部位或留针处拔罐的针罐；用三棱针或皮肤针等刺破体表细小血管之后拔罐的刺络拔罐；等等。

总之，拔罐是我国古代劳动人民在长期的劳动实践和同疾病的斗争中，经过不

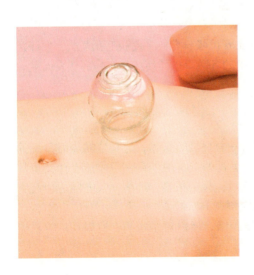

断总结、逐渐积累起来的经验，是中医学中的一颗明珠。它具有历史悠久、方法独特、简便安全、容易操作、适用广泛、疗效稳定、设备简单、对周围环境无特殊要求的特点，是一种从临床实践中总结和完善出来的、行之有效的、很有前途的单纯物理疗法。随着我国医药卫生事业的不断发展，拔罐这种毫无化学疗法副作用的物理疗法，逐渐被重视起来。我们相信，只要继续研究，完善拔罐的理论和治疗体系，其一定能够进一步发扬光大，为人类的健康做出贡献。

拔罐的治病机理

俗话说"扎针拔罐，病去一半"。拔火罐为什么能治病呢？中医认为拔罐可以开泄腠理、扶正祛邪。疾病是由致病因素引起人体阴阳偏盛偏衰，使人体气机升降失常，脏腑气血功能紊乱导致的。当人体受到风、寒、暑、湿、燥、火、毒、外伤的侵袭或情志内伤后，即可导致脏腑功能失调，产生病理产物，如瘀血、气郁、痰涎、宿食、水浊、邪火等，这些病理产物又是致病因子，通过经络和腧穴走窜机体，逆乱气机，滞留脏腑，瘀阻经脉，最终导致种种疾病。拔罐产生的真空负压有一种较强的吸拔之力，其吸拔力作用在经络穴位上，可将毛孔吸开并使皮肤充血，使体内的病理产物从皮肤毛孔中吸出体外，从而使经络气血得以疏通，使脏腑功能得以调整，达到防治疾病的目的。中医认为拔罐可以疏通经络，调整气血。经络有"行气血，营阴阳，濡筋骨，利关节"的生理功能，如经络不通则经气不畅，经血滞行，可出现皮、肉、筋、脉及关节失养而萎缩、不利，或血脉不荣、六腑不运等。通过拔罐对皮肤、毛孔、经络、穴位的吸拔作用，可以引导营卫之气始行输布，鼓动经脉气血，濡养脏腑组织器官，温煦皮毛，同时使虚衰的脏腑功能得以振奋，畅通经络，调整机体的阴阳平衡，使气血得以调整，从而达到健身、祛病、疗疾的目的。

散邪解表

局部拔罐的吸附作用，可使局部（毛细血管扩张、充血）皮肤毛孔开泄、发汗，有利于散表邪，排泄体内代谢废物（如肌肉中的乳酸等），使体表之病邪从表而散。

疏通经络

人体的组织器官保持着协调统一，构成一个有机的整体，这是依靠经络系统的沟通得以实现的。人体各个脏腑均需要经络运行的气血温养濡润，才能发挥其正常作用。经络气血通达则人体健康；若阴阳失调、邪正相争，经络之气亦随之逆乱，气血运行被阻，则可发生各种疾病。而在相应病所（如阿是）拔罐，可使阻塞的穴位、经络得以开通，气血得以通达。拔罐可疏通经络，所以对颈椎病、肩周炎、腰腿痛等患者拔罐效果颇佳。

行气活血

拔罐通过吸附肌表使经络通畅，气血通达，则瘀血化散，凝滞固塞得以崩解消除，全身气血通达无碍，局部疼痛得以减轻或消失。现代研究认为，拔罐可使局部皮肤充血、毛细血管扩张，血液循环加快；另外，拔罐的吸附刺激可通过神经内分泌调节血管舒缩功能和血管壁的通透性，增加局部血液供应来改善全身血液循环。

扶正固本

拔罐通过肌表作用使经络气血通畅，机体正气自然便可安康。现代研究认为，拔罐可使吸附部位毛细血管破裂，继而局部出现血液凝固，引起溶血现象，随即产生一种新的刺激素即一种类组胺的物质，随体液周流全身，刺激全身组织器官，增强其功能活动。这种溶血现象是一种缓慢的良性弱刺激过程，可以增强免疫功能，提高机体抗病能力。

罐印传达的信息

因每个人的体质不同，所以对治疗的反应也不同，如拔罐后，有些人只会在皮肤上留下淡淡的印记，且很快就能消失；有些人则要"背"着紫红色的罐印好几天。中医认为，拔罐后皮肤局部出现的不同颜色或形态的罐印是门大学问。这些印记其实就是一种语言，可传达人体的疾病信息。

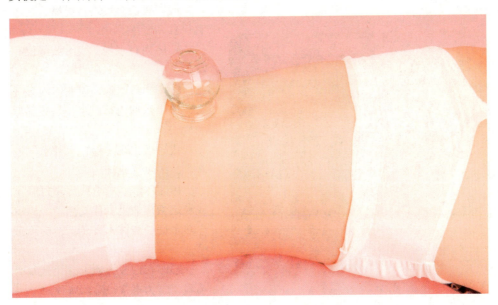

罐印的奥秘

罐印紧黑而黯，一般表示体内有血瘀，如痛经或心脏供血不足，患部受寒较重也会出现此印迹。如罐印数天不退的，通常表示病程已久，需要较长的时间来调理，如走罐时出现大面积黑紫罐印，提示风寒所犯面积大，应以驱寒为主。

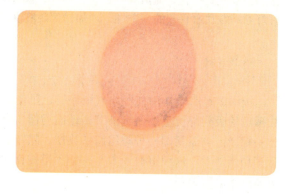

罐印发紫伴有斑块的，一般提示有局部寒凝血瘀。

罐印呈散发性的紫点，深浅不一，一般提示为气滞血瘀证。

罐印鲜红而艳，一般提示阴虚、气阴两虚。阴虚火旺也可出现此印迹。

罐印呈鲜红散点，通常在大面积走罐后出现，并不高出皮肤。如在某穴及其附近集中，则预示该穴所对应脏腑存在病邪。临床中有以走罐寻找此类红点，用针刺以治疗疾病的。

罐印红而暗，说明血脂高，且有热邪。

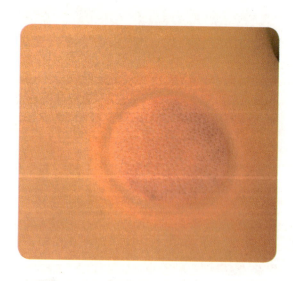

罐印表面有纹络且微痒，表示有风邪和湿证。

罐体内有水气，表示该部位有湿气。

罐印出现水疱，说明体内湿气重，如果水疱内有血水，是热湿毒的反映。

拔罐区出现水疱，水肿水气过多者，揭示患气证。

罐印深红、紫黑或出现丹痧，或触之微痛兼见身体发热者，提示患热毒证；身体不发热者，提示患瘀证。

罐印灰白或无颜色改变，触而不温，多为虚寒或湿邪所致。

专家提醒：

拔罐虽然对身体健康有很多益处，但效果也是因人而异的。因此，特别提醒患有心脏病、血友病的患者，以及怀孕4个月以上者、6岁以下儿童及70岁以上老人切勿轻易尝试拔罐。

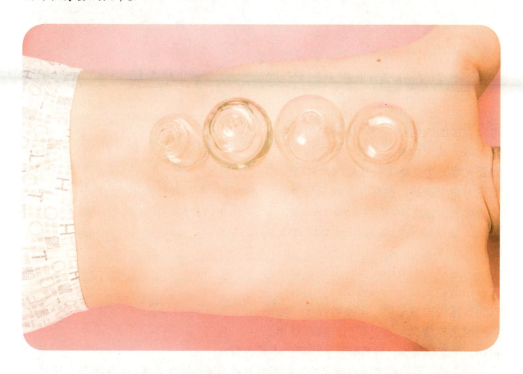

罐的种类

竹罐　选用直径3～5厘米，坚固无损的竹子，制成6～10厘米长的竹管，一端留节作底，另一端作罐口，用刀刮去青皮及内膜，制成形如腰鼓的圆筒。用砂纸磨光，使罐口光滑平整。口径大的，用于面积较大的腰背及臀部；口径小的，用于四肢关节部位。至于日久不常用的竹罐，过于干燥，容易透进空气，临用前可用温水浸泡几分钟，使竹罐质地紧密不漏空气再用。竹罐的优点在于取材较容易、经济易制、轻巧而不易摔碎；缺点是容易燥裂、漏气、吸附力不大，无法观察罐内皮肤的变化。

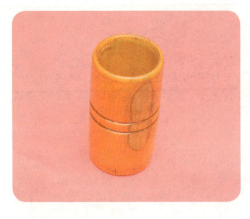
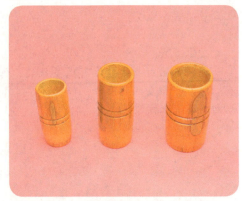

陶瓷火罐 用陶土，做成口圆肚大，再涂上黑釉或黄釉，经窑里烧制的叫陶瓷火罐。其型号有大、中、小和特小。陶瓷火罐的优点是吸附力大，经济实用；缺点是易于破碎、损坏，不便于携带，无法观察罐内皮肤的变化。

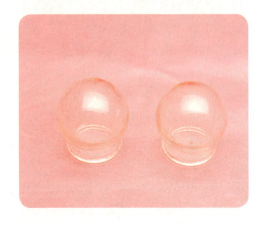

玻璃火罐 用玻璃加工而成的火罐，其形如球状，罐口平滑，分大、中、小3种型号，也可用广口罐头瓶代替。优点是造型美观、清晰透明，使用时可以观察罐内皮肤充血、瘀血的程度，便于随时掌握情况，随时调整；缺点是导热快，易造成烫伤，容易破碎、损坏，不易携带。

抽气罐 用有机玻璃或透明的工程塑料制成，采用罐顶活塞来控制抽气、排气。抽气罐的优点是不用点火，不会造成烫伤，安全可靠，抽气量和吸拔力可控制；自动放气起罐不疼痛；罐体透明，便于观察罐内皮肤的充血情况，便于掌握拔罐时间。抽气罐是对传统罐具改进的一大突破，是目前临床医生广泛使用的罐具，为拔罐向家庭和个人自我保健的普及和推广开辟了广阔的前景。

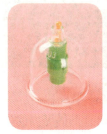
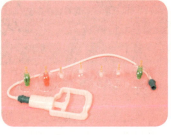

金属罐 用铜或铁、铝、不锈钢等金属材料制成。规格与型号要求一般与陶瓷火罐、玻璃火罐相似。用于火力排气法。其优点是消毒便利，不会破损；缺点是制造价格高，传热快，容易烫伤皮肤，无法观察罐内皮肤的变化。

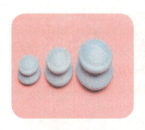 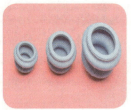

橡胶罐 用具有良好伸缩性能的橡胶制成。口径小至可用于耳穴，大到可以覆盖整个人体。其形状因临床需要各异。优点是消毒便利，不易破损，适用于耳、鼻、眼、头皮、腕踝部和凹凸不平等特殊部位拔罐；缺点是价格高，也无法观察罐内皮肤的变化。

塑料罐 用耐热塑料压制而成。其规格型号与玻璃火罐相似。优点是不易破损，轻便携带；缺点是不能观察罐内变化，并易老化变形。

拔罐的辅助器具

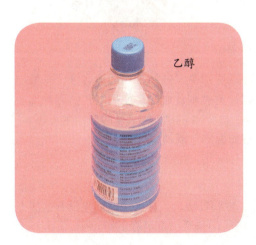

乙醇

燃料 采用 75% ~ 95% 的乙醇（俗称"酒精"）作为点火用的材料。可以使用酒精灯或用小口瓶装酒精，以便点火时蘸取酒精。

点火工具 可以用止血钳或镊子夹住棉球作为点火工具，点火蘸酒精时要注意酒精的量，以不滴落为度，过多酒精容易滴在患者的身上而导致烫伤。

介质 选用能起到润滑作用的液体，常用的介质有液状石蜡、按摩乳、甘油、松节油、植物油等，既可起到润滑作用，又可以增强拔罐时的吸附力。另外还可选用质地柔软、细腻、光润的软质固体，如凡士林、面霜、板油等，既可起到润滑作用，又可对局部皮肤起到滋润作用，以防止局部皮肤干裂。

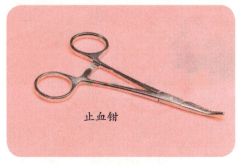

止血钳

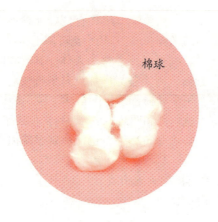

棉球

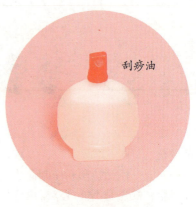

刮痧油

药物 行药罐法的时候，需要把竹罐放在药液里煎煮，以活血化瘀、行气止痛、温经散寒的药物为主。如桃仁、红花、延胡索、香附、黄连、生姜等。

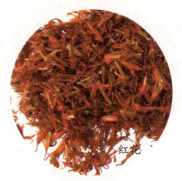

红花

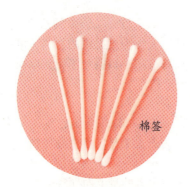

棉签

消毒清洁用品 选择常用的消毒液，一般多作为同针灸挑刺放血配合使用时，消毒局部皮肤之用，如75%的酒精或1%的新洁尔灭等。清洁用品如棉签、酒精棉球等。

针具 行刺络拔罐法的时候需用梅花针、皮肤针或者三棱针等。如果没有这些专业的用具，用家里日常用的缝衣针也是可以的，但是要做好消毒工作。

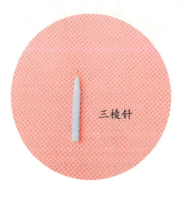

三棱针

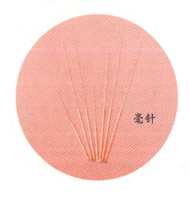

毫针

简便取穴，轻松找准穴位

　　正确取穴对艾灸、拔罐、按摩、刮痧疗效的影响很大。因此，准确地选取腧穴，也就是腧穴的定位，一直为历代医家所重视。

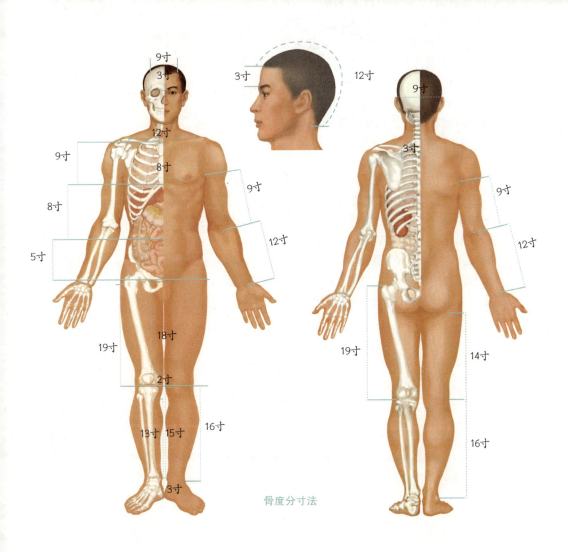

骨度分寸法

骨度分寸法

骨度分寸法，始见于《灵枢·骨度》，其是以骨节为主要标志测量周身各部的大小、长短，并依其比例折算尺寸作为定穴标准的方法。不论男女老少、高矮肥瘦都是一样。如腕横纹至肘横纹作 12 寸，也就是将这段距离划成 12 个等份，取穴就以它作为折算的标准。

自然标志取穴法

以人体表面具有特征的部位作为标志，而以此定取穴位的方法称为自然标志取穴法。人体自然标志有以下 2 种。

固定标志法：是以人体表面固定不移，又有明显特征的部位作为取穴标志的方法。如将人的五官、指甲、乳头、肚脐等作为取穴的标志。

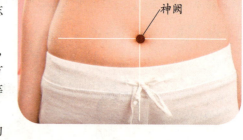

神阙

活动标志法：是依据人体某局部活动后出现的隆起、凹陷、孔隙、皱纹等作为取穴标志的方法。如曲池屈肘取之。

手指比量法

手指比量法是以患者手指为标准来定取穴位的方法。由于生长相关律的缘故，人体的各个局部间是相互关联的。手指比量法可分为以下几种。

中指同身寸法：是以患者的中指中节屈曲时内侧两端纹头之间作为 1 寸，可用于四肢部取穴的直寸和背部取穴的横寸。

拇指同身寸法：是以患者拇指指关节的宽度作为 1 寸，适用于四肢部的直寸取穴。

横指同身寸法：也叫"一夫法"，是令患者将食指、中指、无名指和小指并拢，以中指中节横纹处为准，四指宽度作为 3 寸。.

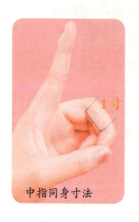

中指同身寸法

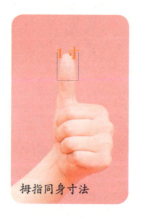

拇指同身寸法

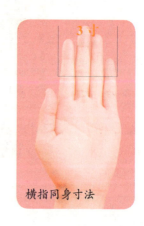

横指同身寸法

各种拔罐法

● **以排气法分类**

火力排气法

火力排气法是利用燃烧时火焰的热力，排去空气，使罐内形成负压，将罐吸在皮肤上。火力排气法的选择，应根据施术部位和体位灵活运用。有下列几种方法。

贴棉法

用一块 1 平方厘米左右的棉花，不用太厚，略浸酒精，贴在罐内壁上中段

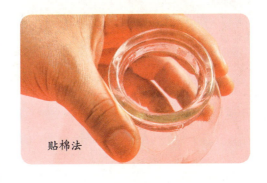

贴棉法

或底部，点燃后罩于选定的部位上，即可吸住。此法也多用于侧向横拔，同样不可蘸取太多酒精，以免灼伤皮肤。

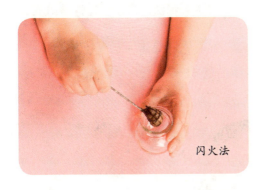

闪火法

闪火法

用镊子夹酒精棉球并点燃后，伸入罐内旋转一圈立即退出，再迅速将罐扣在选定的部位上。操作时要注意酒精不要蘸太多，以免火焰随酒精流溢烫伤皮肤；火焰也不宜在罐内停留时间太长，以免罐具过热而烫伤皮肤。

投火法

是指将点燃的小纸条投入罐内，不等纸条烧完，迅速将罐扣在选定的部位上，纸条未燃的一段朝下，可减

少烫伤皮肤。此法适用于侧向横拔，不可移位，否则会因燃烧物下落而灼伤皮肤。

滴酒法

向罐内壁中部，滴 1 ~ 2 滴酒精，将罐转动 1 周，使酒精均匀地附着于罐的内壁上（不要沾到罐口），然后用火柴将酒精点燃，将罐口朝下，迅速将罐扣在

选定的部位上。操作时要注意酒精不要蘸太多，以免火焰随酒精流溢烫伤皮肤。

架火法

准备一个不易燃烧及传热的块状物，直径 2 ~ 3 厘米，放在选定的部位上，上置小块酒精棉球，将棉球点燃，马上将罐扣上，可产生较强的吸力，罐会立刻被吸住。块状物可选择小瓶盖、生姜、

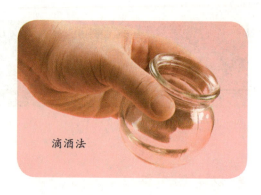

滴酒法

橘皮等，如果用小瓶盖，应将瓶盖的凹面朝上。

弹簧架法

将一根直径 0.5 ~ 1 毫米的钢丝绕成弹簧状，放入罐内，近罐底的一端扭成钩状，其上卷上一个棉球，悬挂在罐的中央。拔罐时，在棉球上滴几滴酒精，点燃后将罐扣在选定部位即可吸住，此架可反复应用。

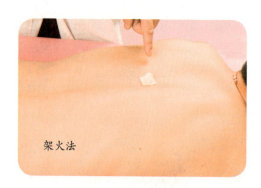

架火法

水罐法

一般用竹罐，是利用沸水排出罐内空气，形成负压，使罐吸附在皮肤上。根据病情需要还可在水中加入适量活血祛风的药物，即为药罐法。操作时先将罐倒置于沸水内，煮沸 1 ~ 2 分钟，然后用镊子夹住罐底，罐口朝下夹出，趁热扣在皮肤上，即可吸住。镊子夹住竹罐时，罐口一定要朝下，可用凉湿毛巾捂住罐口，降低温度，随即迅速将罐扣于选定部位。观察罐口吸附情况，如过紧或疼痛应立即起罐。

抽气法

先将青霉素、链霉素等废瓶磨成的抽气罐紧扣在需要拔罐的部位上，用注射器经橡皮塞抽出瓶内空气，使其产生

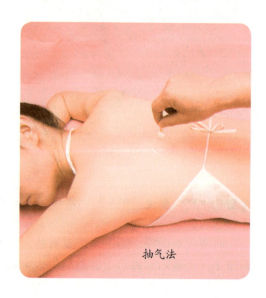

抽气法

负压，即可吸住。或用抽气筒套在塑料罐活塞上，将空气抽出，即可吸住。

● 以拔罐形式分类

留罐法

留罐法是拔罐中最常用的一种方法，又称坐罐法，指将罐吸拔在皮肤上留置一段时间的拔罐方法。留罐时间为 5 ~ 15 分钟不等，视患者和疾病的情况以及季节的不同而定。一般夏季及皮肤薄处留罐时间不宜过长。留罐法主要用于以寒邪为主的疾病、脏腑病、久病，部位局限、固定、较深者。如经络受邪（外邪）、气血瘀滞、外感表证、麻木、消化不良、神经衰弱、高血压等病症，用之均有良效。留罐法可与走罐法配合使用，即先走罐，后留罐。

留罐法又有 2 种形式。

一是单罐法，即单罐独用，适用于病变范围或压痛范围小的情况。如心律不齐、心慌选内关，大便不正常选天枢，头痛选太阳，落枕选肩井，胃痛选中脘等。

二是多罐法，即多罐并用。罐具一般循肌束、神经或静脉走行位置。若身体强壮罐具排列可以紧密些，若身体虚弱，罐具排列可以稀疏些。此手法适用于病变范围较广泛者。

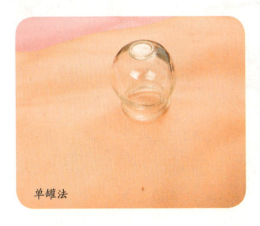

单罐法

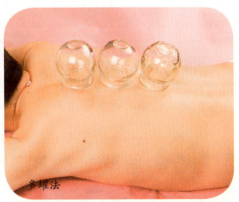

多罐法

排罐法

即将多个罐体吸附于某条经络或特定部位上（如某一肌束）的一种方法。拔罐时应遵循从上而下的顺序原则，即先拔上面部位后拔下面部位。如坐骨神经痛可在足少阳胆经之环跳、风市、阳陵泉、悬钟，足太阳膀胱经之秩边、殷门、委中、承山上拔罐；肥胖患者可在背部夹脊穴从上而下拔罐。

排罐法又有 3 种形式。

密排法：多个罐体紧密排在某一部位，罐体与罐体之间间隔 1 ~ 2 厘米，注意罐体与罐体之间不可太近，否则会出现罐体间相互牵拉所致的疼痛与损伤。此手法多用于病变局限、症状明显、体质较好的患者。

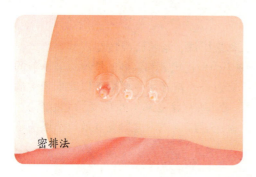
密排法

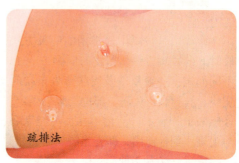
疏排法

疏排法：罐体与罐体之间相对疏远，间隔 5 ~ 7 厘米。此手法多用于病变广泛、症状较多而主要症状不明显、体质较差的患者。

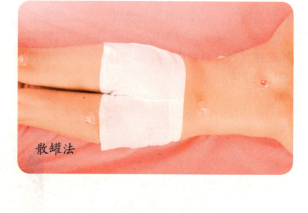
散罐法

散罐法：罐体与罐体之间相隔较远。此手法多用于全身病症较多的患者。如心律失常患者选膻中、内关、心俞等；肩周炎患者选肩井、肩髎、曲池、条口等。

闪罐法

是临床常用的一种拔罐手法，一般多用于皮肤不太平整、肌肉比较松弛、容易掉罐的部位。闪罐法是一手执罐，一手用镊子夹住酒精棉球或系有棉团的铁丝，点燃后立即抽出，迅速将罐扣在患处，随后立即取下，反复

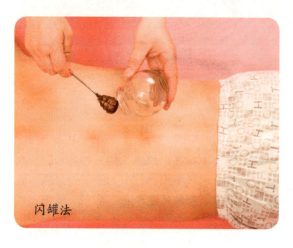
闪罐法

操作十数次乃至数十次，直至皮肤潮红出现瘀斑为止。其机制：反复地扣、拔，使皮肤反复地紧、松，反复地充血、不充血、再充血形成物理刺激，对神经和血管有一定的兴奋作用，可增加细胞的通透性，改善局部血液循环及营养供应。此手法用于治疗肌萎缩，局部皮肤麻木酸痛或一些较虚弱的病症。

操作时应注意罐口始终朝下，棉球应送入罐底，棉球经过罐口时动作要快，以免因罐口反复加热而烫伤皮肤。操作者应随时掌握罐体温度，如感觉罐体过热，可更换另一个罐继续操作。

走罐法

又称推罐法或拉罐法，一般用于身体面积大而平坦，肌肉丰厚结实的部位，如背、腰部等，适用于经脉气血阻滞、筋脉失养等病症，如寒湿久痢、坐骨神经痛、肌肉萎缩及痛风等。操作时选择罐口较大、罐口壁较厚且光滑无破损的罐具，然后在要拔罐的部位，薄薄地涂一层润滑剂，如液状石蜡、凡士林或者其他植物油。采用闪火法或投火法将罐吸在皮肤上后，手握罐底，稍倾斜罐体慢慢来回推移。方向是向前、后、左、右，还可以旋转。反复数次，直至皮肤潮红出现瘀斑。

操作时应注意根据患者的病情和体质调整罐内的负压，以及走罐的快、慢、轻、重。罐内的负压不可过大，否则走罐时可由于疼痛较剧烈，致患者无法接受；推罐时应轻轻推动罐的颈部后边，用力要均匀，以防罐体脱落。

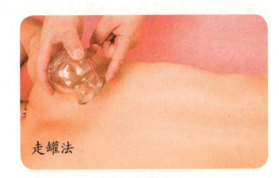

走罐法

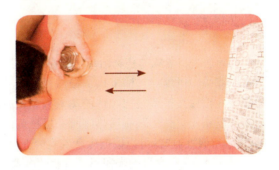

● 以综合运用分类

针罐法

针罐法是针刺与拔罐相结合的一种综合拔罐法，是在针刺穴位后，将针留在

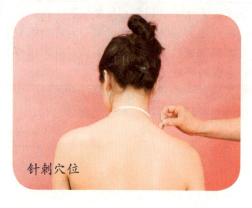
针刺穴位

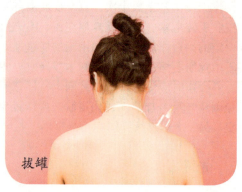
拔罐

穴位上，再以针刺处为中心拔罐的方法。一般以玻璃罐为宜。留罐10～20分钟，最后起罐取针。还有一种方法是针刺后取掉针，再在针刺部位拔罐。操作时要特别注意针柄不宜过长，以防拔罐时触及罐底，使针深入体内出现危险。此法不得在胸、背部使用。用针罐法应注意手法的掌握，防止滞针、断针。

此法可加大刺激量，提高针刺疗效，适用于顽固性痛痹。也可局部消毒后，用梅花针叩击体表，使皮肤潮红或微出血后再拔罐，并留罐5～10分钟，适用于麻木、瘫痪等。

药罐法

药罐法是将拔罐与药物治疗结合在一起使用的一种治疗方法，常用于治疗感冒、咳嗽、哮喘、风湿痛、溃疡病、慢性胃炎、消化不良、牛皮癣等。药罐法选择竹罐为罐具。竹罐在拔罐之前经药液蒸煮，利用高热排出罐内的空气，造成负压，使罐吸附于皮肤上。此法既有温热刺激和机械刺激，还可以发挥中药的作用以提高拔罐的疗效。药物的选择可以根据患者的病情进行选择。

操作时，用特大号的陶瓷锅或特制的电煮药锅，先将中药用纱布包好，放入锅中，加入适量的水煎煮，煎出药性后，将竹罐放入煎好的中药中，煮10分钟左右（一般可根据药性决定煮沸时间），再用镊子或筷子将罐夹出，迅速用干净的干毛巾捂住罐口，以便吸去药液，降低罐口温度，保持罐内的热气，趁热迅速将罐扣在选定部位，手持竹罐稍加按压约半分钟，使之吸牢即可。此法的优点是温热作用好，可起到罐与药的双重作用，多用于风寒湿痹证。

刺络拔罐法

此法又称血罐法，是指刺络放血与拔罐配合应用的一种拔罐方法。先用三棱针、梅花针、七星针等，根据病变部位的大小、疾病情况，对出血量的要求，迅速点刺数下或十数下，轻者皮肤出现红晕即可，中度以微出血为度，重者以点状出血为度，然后迅即拔罐，并留罐 15 ~ 20 分钟。取罐后，用消毒棉球拭净血渍，罐内血块应清洗干净。此法在临床治疗中较常用，而且适应证广，见效快，疗效好，具有开窍泻热、活血祛瘀、清热止痛、疏经通络等功效。凡属实证、热证者，如中风、昏迷、中暑、高热、头痛、咽喉痛、目赤肿痛、睑腺炎（即麦粒肿）、急性腰扭伤、痈肿、丹毒等，皆可用此法治疗。此外，对重症、顽症及病情复杂的患者也非常适用，如对各种慢性软组织损伤、神经性皮炎、皮肤瘙痒、神经衰弱、胃肠神经痛等疗效尤佳。

按摩罐法

按摩罐法是指将按摩和拔罐相结合的一种拔罐方法。两者可先后分开进行，也可同时进行。特别是在拔罐前，根据病情先循经点穴和按摩，对于疼痛剧烈的病症及软组织劳损或损伤引起疼痛的患者，治疗效果十分显著。

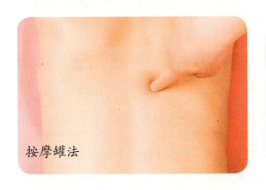

按摩罐法

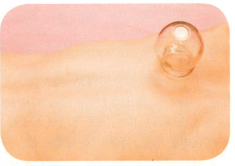

刮痧罐法

刮痧罐法是利用一定的工具，如牛角板、木梳背、瓷调羹等，在人体某一部位的皮肤上进行刮痧，使皮肤发红充血，呈现一块和一片紫红色的斑点，

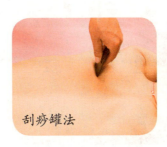

刮痧罐法

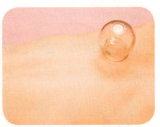

然后拔罐，从而达到防治疾病目的的一种方法。此法可作为病变范围较窄的部位以及走罐法或多罐法受到限制时的补充方法。

灸罐法

灸罐法是用艾叶制成的艾灸材料产生的艾热刺激体表穴位或特定部位，通过激发经气的活动来调整人体紊乱的生理功能，然后拔罐，从而达到防治疾病目的的一种方法。

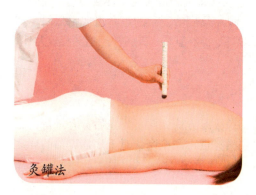

灸罐法

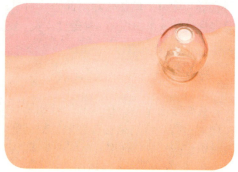

转罐法

用手握着罐体，慢慢地使罐体向左水平旋转90°～180°，然后向右水平旋转90°～180°，如此为1次，反复10～20次。转罐法扭矩力较大，可造成更大的牵拉，从而放松局部肌肉组织，促进气血流动，增强治疗效果。操作时注意使用此手法前需在施术的肌肤上涂抹"拔罐润肤剂"，手法要轻柔，以患者能忍受为度，忌用强力。注意罐口应平滑，避免转动时划伤皮肤。此法多用于软组织损伤，如腰肌劳损等深部无菌性炎症所致的局部疼痛。

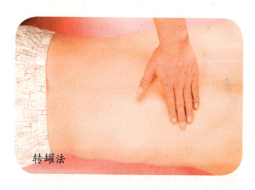

转罐法

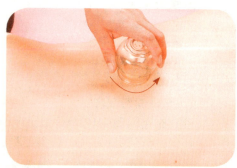

拔罐操作运用规范和方法

● 拔罐前做好的功课

预防晕罐发生 和晕针一样，晕罐也是一种血管抑制性晕厥。其发生率虽无晕针高，但也绝非罕见。临床表现和晕针类似，如头晕、胸闷、恶心欲呕、肢体发软、冷汗淋漓，甚者可出现瞬间意识丧失等。因此，应引起充分重视。为防止晕罐，对初次拔罐并有畏惧心理者，或有晕针晕罐史者，应注意预防。预防分心理预防和生理预防两方面。所谓心理预防，即对患者进行解释，消除其恐惧心态。所谓生理预防，则是对这类患者，最好采取卧位拔罐。饥饿者，应令其先适当进食；过度疲劳者，先让其进行适当休息。另外，诊室中保持安静；拔罐时，吸力不宜过强等。

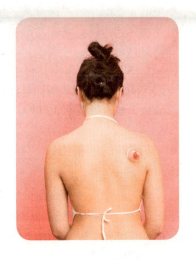

选取适当体位 拔罐的体位选择原则：局部平坦、松弛，且能保持固定一定时间。因为局部肌肉紧张，不利于拔罐，而变动体位，可造成罐具脱落。在不影响取穴的前提下，一般多选卧位。一是此体位易于固定的操作，二是罐具脱落不易摔碎。

拔罐时要避免烫伤 应注意熟练掌握各种拔罐之法，动作要正确、迅速。每种拔罐的注意点已有详细说明，这里不再赘述。需要提一下的是，在机体凹凸不平处，特别是在关节部位拔罐时，往往不易操作，即使吸住，也容易发生漏气。可事先准备一块湿面团（干湿程度如饺子皮），做成 5 毫米厚的薄饼，置于所拔的部位，其面积宜略大于罐具的口径。可在湿面团上拔罐，不仅不易发生漏气，而且不会造成烫伤。

行针罐法前选长度合适、针根无剥蚀的针具 首先行针罐法时，选择罐具宜大，毫针针柄宜短，以免拔罐时，针柄与罐身接触，将针撞入深处，造成损伤，在胸背部行针罐法尤应注意此点，因为这也是导致气胸的原因之一。其次，扣罐时应正确，否则易将针柄压在罐口边沿，使针体弯曲及漏气。最后，针罐法吸力不宜过强，否则可引起局部肌肉强烈收聚，使针体弯曲，造成滞针或断针，亦可同时在相对应处加一火罐，使拉力均衡以防止弯针、折针。起罐时宜缓慢放气，以防压力突变而弯针。

注意询问拔罐后的感觉　患者如觉拔罐后有局部发热、发紧、凉气外出、温暖舒适等，为正常。如患者感到抽吸太紧，灼痛难忍，可用食指在罐口边缘轻轻挤压吸入罐内的肌肉，放入部分气体即可。如仍不缓解，可换小一号的罐具吸拔。所拔为抽气罐时，应掌握罐内负压状况，予以调节。

拔罐前消毒以防止感染　首先，对罐具进行消毒，对不同材质的罐具可因地制宜采用不同的消毒方法。玻璃罐具，可采用消毒药液浸泡或 75% 酒精棉球反复擦拭；塑料罐具，亦可用 75% 酒精棉球反复擦拭；竹制罐具可采用煮沸消毒。其次，如行刺络拔罐法，对吸拔的部位应先用 2% 的碘酒涂擦穴区局部皮肤，再用 75% 的酒精脱碘，即用酒精棉球由内向外擦去碘酒。如因留罐时间过久，局部皮肤出现密集水疱时，水疱小的不需处理，但要防止抓破；水疱大的可用消毒针刺破，待水疱内液体流出，再涂以龙胆紫药水，外用消毒敷料包扎，如此操作，直至水疱吸收，一般数日可愈。

留罐时要掌握时间的长短　留罐时间根据吸拔部位、病症情况及患者体质而有所不同，如面部、小儿、病症轻浅者，留罐的时间宜短；腰背部、成人、病症急重顽固者，可适当长些，当然不能过长。留罐时间过长，局部皮肤可出现密密麻麻的水疱。

● **拔罐前的准备工作**

读懂病情　检查病情，明确诊断，是否合乎适应证。检查拔罐的部位和患者体位，是否合适。要患者了解拔罐的过程，解除恐惧心理，增强治疗信心。

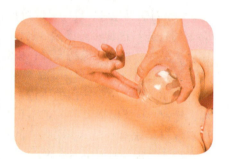

选择体位　拔罐体位正确与否，直接关系到治疗效果。正确的体位应使患者感到舒适，肌肉放松，充分暴露拔罐部位。

选择罐具　根据患者的体质、肥瘦及待拔部位的面积、所治疾病，正确选择罐具和罐型。检查罐口是否光滑和有无残角破口。

消毒　确定治疗部位以后，用热毛巾擦洗待拔部位，再用消毒纱布擦干后拔罐；如果施行针罐法或刺络拔罐法时，则必须以酒精或碘酒消毒，待皮肤干燥后再拔罐；如果待拔部位有毛发，则必须剃光毛发，洗净擦干后再拔罐。

● **拔罐的体位**

通常采用的拔罐体位有如下几种。

仰卧位　患者自然平躺于床上，双上肢平摆于身体两侧。适用于头面、前额、胸腹、上下肢前侧及手足部等处。

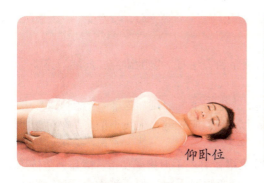
仰卧位

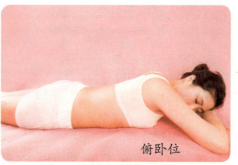
俯卧位

俯卧位 患者俯卧于床上，两臂顺平摆于身体两侧或屈曲放于头下，颌下垫一薄枕。适用于背部、腰部、臀部、双下肢后侧、颈部等处。

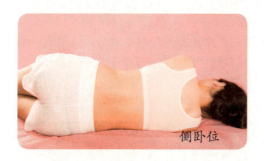
侧卧位

侧卧位 患者侧卧于床上，同侧的下肢屈曲，对侧的腿自然伸直（如取左侧卧位，则左侧腿屈曲、右侧腿自然伸直），双上肢屈曲放于身体的前侧。适用于头侧、面侧、肩侧、胸侧、下肢外侧等，除与床接触的部位以外的所有其他部位。

俯伏坐位 患者低头坐于带靠背的椅子上。适用于头后部、颈项、肩背、腰骶等处。
仰靠坐位 患者倒骑于带靠背的椅子上，双上肢自然下垂，并置于身体两侧。适用于面部、颈前、胸前、肩部、双上肢和双下肢等处。

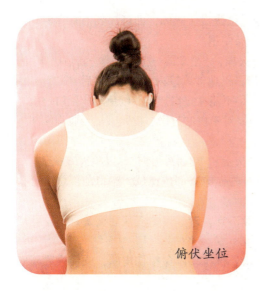
俯伏坐位

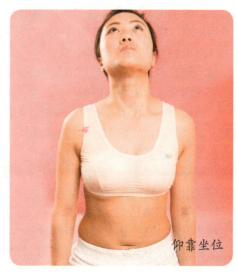
仰靠坐位

● 起罐的顺序及方法

起罐是拔罐的最后一步操作。起罐的顺序和方法有一定的讲究，起罐后还需对拔罐部位进行适当的处理。

起罐顺序 起罐时，要遵循先拔先起、先上后下的原则。这样可防止发生头昏脑涨、恶心呕吐等现象。如胸或背部有多个罐时，应先起最先拔下的罐，然后以此类推。

操作方法 起罐时，一般先用一手夹住火罐，另一手拇指或食指从罐口旁边按压一下，使气体进入罐内，即可将罐取下。若罐吸附过强时，切不可用力猛拔，以免擦伤皮肤。一般用侧法和立法。侧法是用手背近小指侧着力于治疗部位，肘关节微屈，靠前臂的旋转及腕关节的屈伸，使产生的力持续地作用在治疗部位上；立法是用小指、无名指、中指背侧及其掌指关节着力于治疗部位，肘关节伸直，靠前臂的旋转及腕关节的屈伸，使产生的力持续地作用在治疗部位上。

操作要点 侧法在操作时要求肘关节微屈；立法在操作时要求肘关节伸直。侧法着力部位应似球形或瓶状；立法着力部位应吸附于治疗部位上，避免往返拖动。

拔罐的注意事项

罐的消毒，一般采用75%的酒精棉球擦拭罐口、罐体，即可起到消毒作用。消毒后的罐可以用干棉球擦干，或者自然风干后使用。

点火的方法一般选用闪火法，一手拿点火棒，一手拿罐，把点火棒的酒精棉球（酒精量不能过多，以免点燃后酒精滴下）点燃，迅速伸入罐内，1～3秒后拿出，另一手将火罐轻放在需要拔罐的部位。点火时火焰不能在罐口燃烧，以免造成罐口过烫。

拔罐时，一般选择丰满、有弹性的部位。对于皮肤过敏、皮肤破损、肌肉瘦削、毛发过多的部位应慎用，孕妇应慎用。

选择适当的体位，一般采用卧位，一经拔上，不宜移动体位，以免火罐脱落。

根据不同部位，选用大小合适的罐具。先在应拔部位比试，罐口与部位吻合，方可应用。

在使用多罐法时，罐具排列的距离一般不宜太近，否则皮肤因被罐具牵拉会产生疼痛，同时罐互相牵扯也不易拔牢。

在行走罐法时，不宜在皮肤瘦薄骨突出处推拉，以免损伤皮肤，或使火罐漏气脱落。

起罐时，手法宜轻缓，右手持罐，左手拇指或食指抵住罐边肌肉，按压一下，使气漏入，吸力消失，火罐就会自然脱落，不可使劲硬拉或转动，以免损伤皮肤。

起罐后，一般局部会出现红晕或发绀，这是正常现象，一般会在1周内自行消退。如局部瘀血严重者，不宜原处再次拔罐。如留罐过长，皮肤易起水疱，小的不必处理，会自行吸收，但需防止擦破；大的刺破后，用干棉球擦拭，也可以涂上些龙胆紫，防止感染。

室内要温暖，空气要清新，拔罐时不宜吹风扇、空调以免着凉。

拔罐的正常反应和异常反应

正常反应

无论采用何种方法将罐吸附于施治部位，由于罐内负压的吸拔作用，局部组织可隆起于罐口平面以上，患者觉得局部有牵拉发胀感，或感到发热、发紧、凉气外出、温暖、舒适等，这都是正常现象。起罐后，治疗部位会出现潮红色或紫红色疹点等，均属拔罐的治疗效应，待一至数天后，可自行恢复，无须做任何处理。如出现水疱，说明体内湿气重，如果水疱内有血水，这是热湿毒的反应。水疱小者，只需防止擦破，可待其自然吸收；水疱较大时，常提示病情较重，可用消毒针在水疱根部将其刺破放水，敷以消毒纱布以防感染。无消毒工具切忌自行处理，应到医院或诊所处理。

异常反应

在拔罐过程中，如果患者感到异常，或者烧灼感，则应立即拿掉火罐，并检查有无烫伤，确定是患者过度紧张，还是术者手法有误。根据具体情况给予处理。如此处不宜再行拔罐，可另选其他部位。如在拔罐过程中，患者感觉头晕、恶心、目眩、心悸，继则面色苍白、冷汗出、四肢厥逆、血压下降、脉搏微弱，甚至突然意识丧失，出现晕厥时（晕罐），应及时取下罐具，使患者平躺，取头低脚高体位。轻者喝些温水，静卧片刻即可恢复；重者应立即送医院抢救。

异常反应的预防及处理措施如下：

1.要仔细检查罐具，不符合要求的弃之不用，严格遵守操作规程。

2.虽然拔罐的刺激不像针刺那样强烈，但毕竟是穴位刺激。由于存在个体差异，各人对刺激的反应程度强弱不一，故对于饥饿、疲劳、精神紧张、酒后的患者最好不要施术，尤其不要在反应强烈的穴位，如合谷、太冲等处施术。环境温度不要太低，尽量不让患者有寒冷感出现。

3.上罐后要多询问患者的感觉，多观察罐内的皮肤变化情况。如果患者诉说吸拔太紧，有疼痛或烧灼感（涂药罐、敷药罐出现轻度灼痛感属正常现象），可一手持罐，另一手的食指或拇指指尖轻轻压一下罐口边缘的软组织，使软组织与罐口边缘间形成一个极小的缝隙，若是用气嘴罐者，可稍旋松气栓螺帽，让少许空气进入，以减小罐内负压。如果是施行密排罐者，应检查罐距是否太近，是否需要调整。如果经上述处理后仍有不适，应脱罐检查。假若局部皮肤起疱，也应起罐。起罐后，涂以龙胆紫，并加以包扎，以预防感染。

4.在施行针罐法时，如针口过于胀痛，或酸胀痛感向他处传感，难以忍受，应起罐调整针的深度或刺向，待反应减轻后再进行拔罐。

5.在施术过程中，如果出现晕罐现象，切勿惊慌失措，应把患者的衣服纽扣解开，并予温水（可加些糖），注意保暖。经上述处理后，症状未能缓解，应立即起罐，让患者去枕平卧。如果反应仍加重者（如昏厥、低血压），应把枕头垫于患者脚下，使其呈头低脚高位，同时以指甲缘切按患者人中或十宣，或用指尖揉按合谷、内关、足三里等。对出冷汗多或冷汗不止者，可用艾条温灸涌泉或百会。经上述办法处理昏厥、低血压仍不能纠正者，可考虑应用中枢神经兴奋剂或输液。

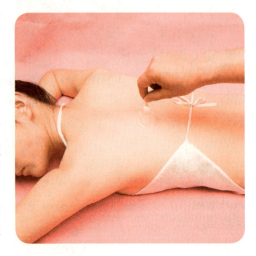

如果术前做好解释工作，消除患者的恐惧，术中能很好地掌握患者的情况，这种情况是完全可以避免的。

第二章

拔罐养生保健，神清气爽乐无忧

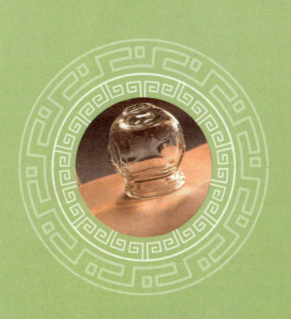

开泄腠理，远离亚健康

失 眠

失眠是以经常不能获得正常睡眠为特征的一种病症。轻者入睡困难，有入睡后易醒，有醒后不能再入睡，亦有时睡时醒等，严重者则整夜不能入睡。中医认为失眠即"不寐"，是因为脏腑功能失调，人体阴阳、气血不调造成心神不安，以致经常不易入寐的一种病症。在相关穴位拔罐能够平衡阴阳、调和气血，从而达到治疗的目的。

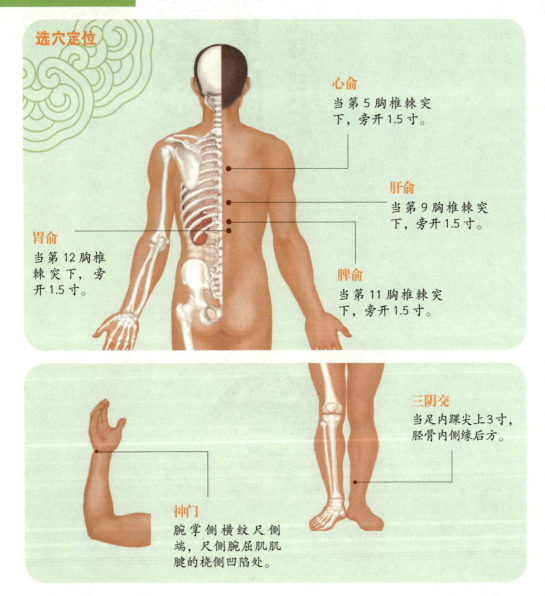

选穴定位

心俞
当第5胸椎棘突下，旁开1.5寸。

肝俞
当第9胸椎棘突下，旁开1.5寸。

胃俞
当第12胸椎棘突下，旁开1.5寸。

脾俞
当第11胸椎棘突下，旁开1.5寸。

三阴交
当足内踝尖上3寸，胫骨内侧缘后方。

神门
腕掌侧横纹尺侧端，尺侧腕屈肌肌腱的桡侧凹陷处。

拔罐方法

方法一 1. 让患者取俯卧位，暴露背部。在背部涂满润滑油，以免皮肤太过干燥，走罐时罐体不易移动，拉伤皮肤。

2. 选择大小合适的玻璃罐，用闪火法把罐吸拔于背部，来回走罐数次，至皮肤潮红。走罐时手法要轻，以免弄伤皮肤。

3. 走罐结束后，将罐吸拔在心俞，留罐 10 ~ 15 分钟。吸拔心俞可散发心室之热，滋养心脏。

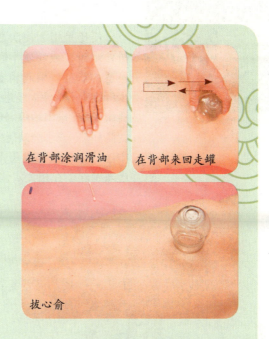

在背部涂润滑油　　在背部来回走罐

拔心俞

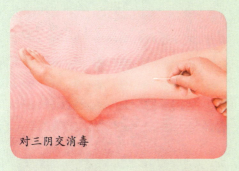

对三阴交消毒

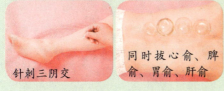

针刺三阴交　　同时拔心俞、脾俞、胃俞、肝俞

方法二 1. 让患者取侧卧位，对神门、三阴交穴位皮肤进行消毒。此两处穴位有补益心气、健脾益血之功效。

2. 用三棱针针刺已消毒的穴位，至微微出血。这两处穴位只针刺不拔罐。针刺后，擦去血迹。

3. 让患者取俯卧位，将大小适宜的罐具吸拔于心俞、脾俞、胃俞、肝俞，留罐 20 分钟。这样的治疗每日 1 次，10 次为 1 个疗程。

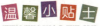
温馨小贴士
WEN XIN XIAO TIE SHI

　　拔罐对本病有较好的疗效，但要坚持多疗程治疗，以巩固疗效。在预防和护理方面要注意：

　　要心情放松，不要认为失眠是不治之症，经常与朋友、家人聊天，从紧张焦虑的情绪中解脱出来，消除孤独感及恐惧的情绪，树立信心，以积极的态度面对失眠，可无形中使失眠的症状得以改善。

便 秘

　　便秘是指大便次数减少，排便间隔时间过长，粪质干结，排便艰难；或粪质不硬，虽有便意，但便出不畅，多伴有腹部不适的病症。引起病变的原因有久坐少动、食物过于精细、缺少纤维素等，使大肠运动缓慢，水分被吸收过多，粪便干结坚硬，滞留肠腔，排出困难。还有年老体弱，津液不足；或贪食辛辣厚味，胃肠积热，或水分缺乏，或多次妊娠、过度肥胖等，皆可导致便秘。中医认为，便秘主要由燥热内结、气机郁滞、津液不足和脾肾虚寒引起。在相关穴位拔罐能够调整脏腑功能，理气通便。

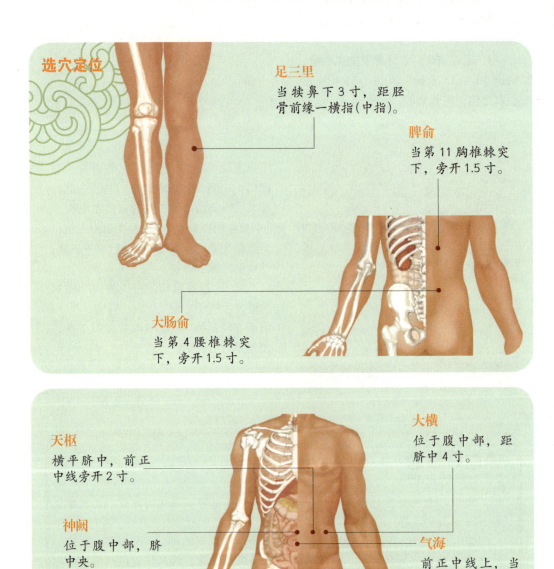

选穴定位

足三里
当犊鼻下3寸，距胫骨前缘一横指（中指）。

脾俞
当第11胸椎棘突下，旁开1.5寸。

大肠俞
当第4腰椎棘突下，旁开1.5寸。

天枢
横平脐中，前正中线旁开2寸。

神阙
位于腹中部，脐中央。

大横
位于腹中部，距脐中4寸。

气海
前正中线上，当脐中下1.5寸。

拔罐方法

方法一　1. 让患者采取仰卧位，对天枢、大横、气海、足三里穴位皮肤消毒。选择大小合适的玻璃罐，并对其消毒。

2. 用三棱针针刺已消毒的穴位，待得气后留针。要求施针者懂得针刺知识，针法熟练。在操作中也要注意，针柄不要过长，以免触及罐底，陷入体内。

3. 将罐吸拔在针刺过的穴位上，留针在罐内，停留 10 ~ 15 分钟。起罐后，将针轻轻拔出。上述操作完毕后，再让患者取俯卧位，用同样的方法对脾俞、大肠俞拔罐，留罐 10 ~ 15 分钟。这样的治疗每日 1 次。

方法二　让患者取侧卧位，露出穴位皮肤。把罐吸拔在天枢、大肠俞、脾俞上，留罐 10 ~ 15 分钟，注意观察罐内皮肤变化，至皮肤充血时再起罐。起罐后对穴位皮肤进行消毒处理，这样的治疗每日 1 次。

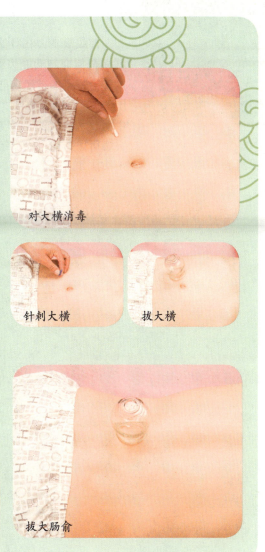

对大横消毒

针刺大横

拔大横

拔大肠俞

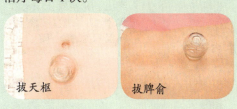

拔天枢

拔脾俞

引起便秘的主要原因就是饮食不当，可以通过饮食、运动、改变不良习惯等进行治疗。对于没有器质性病变的一般人来说，食疗是首选，即在饮食中增加富含纤维素的食物，如麸糠、水果、蔬菜等；运动对于常人的排便很有帮助，多参加户外体育运动，常做收腹和提肛练习，增强肠蠕动功能。纠正生活中的紧张情绪，减缓工作节奏及纠正长期忍便等不良习惯，对某些便秘者也是至关重要的。治疗期间注意饮食节制，忌食生冷，忌暴饮暴食，忌辛辣油腻，养成定时排便习惯。

神经衰弱

神经衰弱是由于大脑神经活动长期处于紧张状态，导致大脑兴奋与抑制功能失调而产生的一组以精神易兴奋，情绪不稳定等为特点的神经功能性障碍。主要表现为精神萎靡、疲乏无力、困倦思睡、头昏脑涨、注意力不集中、记忆力减退、近事遗忘等。中医认为神经衰弱多系心脾两虚或阴虚火旺所致，在相关穴位拔罐可以疏通气血、镇定安神，从而改善症状。

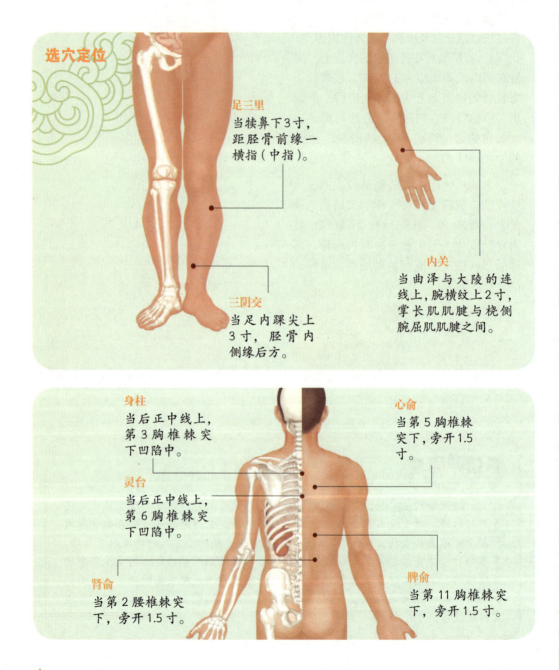

选穴定位

足三里
当犊鼻下3寸，距胫骨前缘一横指（中指）。

内关
当曲泽与大陵的连线上，腕横纹上2寸，掌长肌肌腱与桡侧腕屈肌肌腱之间。

三阴交
当足内踝尖上3寸，胫骨内侧缘后方。

身柱
当后正中线上，第3胸椎棘突下陷中。

灵台
当后正中线上，第6胸椎棘突下陷中。

肾俞
当第2腰椎棘突下，旁开1.5寸。

心俞
当第5胸椎棘突下，旁开1.5寸。

脾俞
当第11胸椎棘突下，旁开1.5寸。

拔罐方法

方法一 1. 让患者采取仰卧位，对心俞、天枢、大横、气海、足三里穴位皮肤消毒。选择大小合适的玻璃罐，并对其消毒。

2. 用三棱针针刺已消毒的穴位，待得气后留针。要求施针者懂得针刺知识，针法熟练。在操作中也要注意，针柄不要过长，以免触及罐底，陷入体内。

3. 将罐吸拔在针刺过的穴位上，留针在罐内，停留 10 ~ 15 分钟。起罐后，将针轻轻拔出。上述操作完毕后，再让患者取俯卧位，用同样的方法对脾俞、大肠俞拔罐，留罐 10 ~ 15 分钟。这样的治疗每日 1 次。

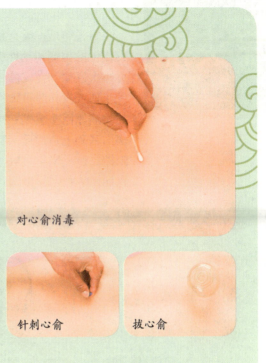
对心俞消毒

针刺心俞　　　　拔心俞

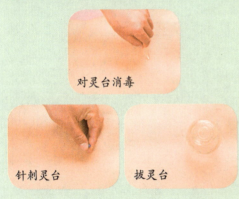
对灵台消毒

针刺灵台　　　　拔灵台

方法二 让患者取侧卧位，露出穴位皮肤。把罐吸拔在天枢、灵台、脾俞上，留罐 10 ~ 15 分钟，注意观察罐内皮肤变化，至皮肤充血时再起罐。起罐后对穴位皮肤进行消毒处理，这样的治疗每日 1 次。

温馨小贴士
WEN XIN XIAO TIE SHI

生活节奏紧张，工作压力大，稍不注意就会患上神经衰弱。神经衰弱对人体的危害极大，要选择合适的方法进行治疗。下面就为神经衰弱的朋友提几点建议：

1. 心理调整。神经衰弱的发生与各种社会心理因素有关，但与个人的心理素质及性格特点也有很大关系。因此，要想预防神经衰弱，必须要不断完善自己的不良性格，提高心理素质，全面进行心理调整。

2. 情绪调节。预防神经衰弱的关键措施就是要不断进行情绪调节，时刻保持良好的情绪，正确认识自己，理性面对挫折和失败。

偏头痛

偏头痛是一类有家族发病倾向的周期性发作疾病。表现为发作性的偏侧搏动性头痛，伴恶心、呕吐等，经一段间歇期后可再次发病。在安静、黑暗环境内或睡眠后头痛缓解。在头痛发生前或发作时可伴有神经、精神功能障碍。中医认为偏头痛的发病原因主要是在感受外邪，情志内伤，饮食不节，久病致瘀的基础上造成肝、脾、肾等脏腑功能失调，风袭脑络，痰浊阻滞，瘀血阻络导致的。在相关穴位拔罐可以祛风散寒、通络止痛、活血化瘀。

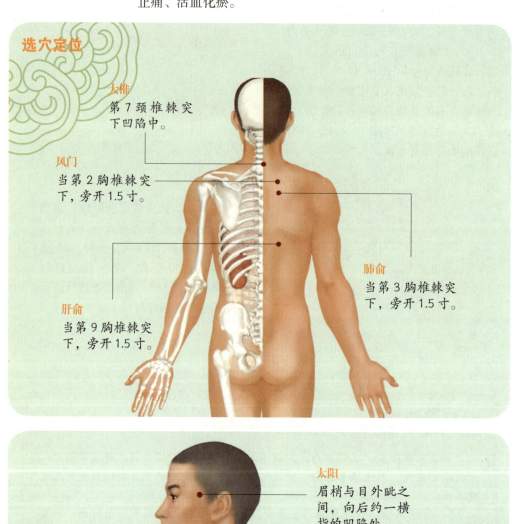

选穴定位

大椎
第7颈椎棘突下凹陷中。

风门
当第2胸椎棘突下，旁开1.5寸。

肺俞
当第3胸椎棘突下，旁开1.5寸。

肝俞
当第9胸椎棘突下，旁开1.5寸。

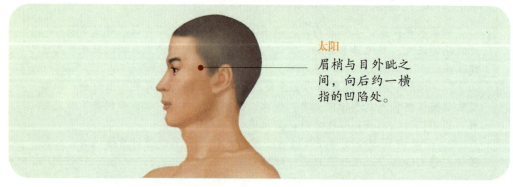

太阳
眉梢与目外眦之间，向后约一横指的凹陷处。

拔罐方法

方法一: 1. 让患者取俯卧位,对大椎、风门、肝俞、肺俞穴位皮肤进行消毒。

2. 用毫针针刺已消毒的穴位,得气后留针15分钟。此步操作要求施罐者能够熟练使用针刺。

3. 15分钟后,将针轻轻拔出皮肤,然后将罐吸拔在留针后的穴位上,留罐10～15分钟。这样的治疗隔日1次。

方法二 1. 让患者取俯伏位,对风门、肝俞、太阳穴位皮肤进行消毒。拔罐前要向患者说明面部拔罐会留罐印,影响美观,但3～5天后即可消失。

2. 用三棱针点刺已消毒的穴位,以微微出血为度。若患者体质虚寒,不建议使用刺络拔罐法,直接拔罐即可。

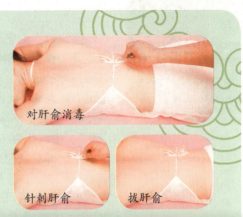

对肝俞消毒

针刺肝俞　　拔肝俞

3. 将罐吸拔在点刺过的穴位上。留罐5～10分钟,起罐后,擦去血迹,并对穴位皮肤进行消毒。这样的治疗每日1次,5次为1个疗程。

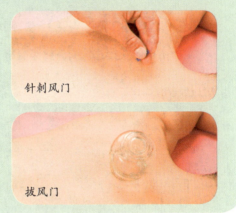

针刺风门

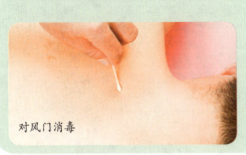

对风门消毒

拔风门

温馨小贴士
WEN XIN XIAO TIE SHI

　　偏头痛的预防与治疗密不可分,有些患者需要预防性用药,有些患者则需要改善生活习惯,远离偏头痛的诱因。日常做好预防工作,对减少偏头痛的发作有重要作用。下面介绍几个辅助治疗的小良方:

　　1. 揉太阳:每天清晨醒来后和晚上临睡以前,用双手中指按太阳转圈揉动,先顺揉7～8圈,再倒揉7～8圈。这样反复几次,连续数日,偏头痛可以大为减轻。

　　2. 热水浸手:头痛发作时,可将双手浸没于一壶热水中(水温以手入水后能忍受的极限为宜),坚持浸泡半小时左右,便可使手部血管扩张,脑部血液相应减少,从而使偏头痛逐渐减轻。

空调病

空调给人们带来舒爽的同时，也带来了一种"疾病"，即空调病。长时间在空调环境下工作学习的人，因空气不流通，环境得不到改善，会出现鼻塞、头昏、打喷嚏、耳鸣、乏力、记忆力减退等症状，以及一些皮肤过敏的症状，如皮肤发紧发干、易过敏、皮肤变差等。这类现象在西医上称为"空调综合征"或"空调病"。中医认为，外邪致病主要为风、寒、暑、湿、燥、火六淫，这六淫之邪均从肌表而入，空调引起的疾病正是在暑湿内热基础上，风寒之邪束表，闭郁体内，气血瘀滞，使毒素不能排出。在相关穴位拔罐可以宣肺解表、清热健脾化湿，从而增强机体抵抗力，缓解症状。

选穴定位

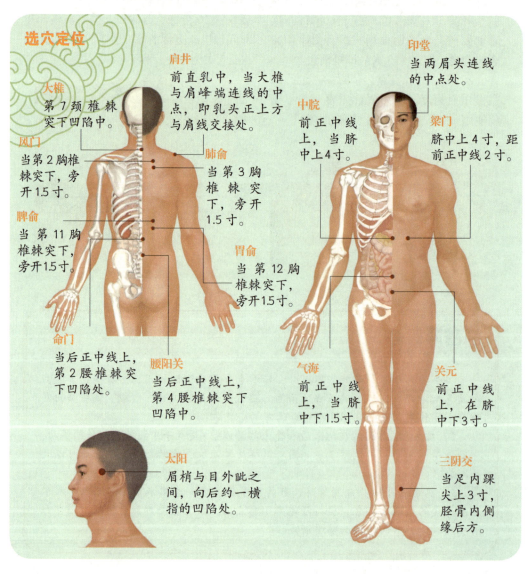

肩井
前直乳中，当大椎与肩峰端连线的中点，即乳头正上方与肩线交接处。

印堂
当两眉头连线的中点处。

大椎
第7颈椎棘突下凹陷中。

中脘
前正中线上，当脐中上4寸。

梁门
脐中上4寸，距前正中线2寸。

风门
当第2胸椎棘突下，旁开1.5寸。

肺俞
当第3胸椎棘突下，旁开1.5寸。

脾俞
当第11胸椎棘突下，旁开1.5寸。

胃俞
当第12胸椎棘突下，旁开1.5寸。

命门
当后正中线上，第2腰椎棘突下凹陷处。

腰阳关
当后正中线上，第4腰椎棘突下凹陷中。

气海
前正中线上，当脐中下1.5寸。

关元
前正中线上，在脐中下3寸。

太阳
眉梢与目外眦之间，向后约一横指的凹陷处。

三阴交
当足内踝尖上3寸，胫骨内侧缘后方。

拔罐方法

方法一 1. 让患者取仰卧位，选择大小适中的罐具，把罐吸拔在太阳、印堂、中脘、梁门、三阴交、关元、气海。留罐 10 ~ 15 分钟。

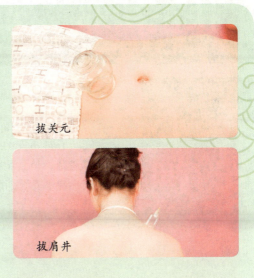

拔关元

拔肩井

2. 让患者取合适体位，把罐吸拔在肩井、大椎、肺俞、风门、脾俞、胃俞。留罐 10 ~ 15 分钟。这样的治疗每日 1 次，10 次为 1 个疗程。上述穴位可根据自身状况全部使用或每次只拔其中的部分穴位。

方法二 1. 让患者取俯卧位，在腰背部涂上适量的润滑油，以防止在走罐时因皮肤干燥而拉伤皮肤。选择大小适宜的罐具，如有必要，也要在罐口涂润滑油。

2. 将罐吸拔在背部，然后由背部脊柱正中及两侧经穴循环走罐，直至皮肤潮红。走罐时不可太用力，以免拉伤皮肤。

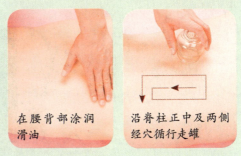

在腰背部涂润滑油

沿脊柱正中及两侧经穴循行走罐

3. 走罐结束后，把罐吸拔在腰阳关和命门，留罐 10 分钟。起罐后，擦去皮肤上的润滑油，并对走罐部位皮肤进行消毒。

温馨小贴士
WEN XIN XIAO TIE SHI

　　应用空调时的室温究竟多少为宜呢？一般认为，既舒适又不影响健康的室温应该是 26 ~ 27 ℃，室内外温差以不超过 5 ℃为宜。睡眠时还应再高 1 ~ 2 ℃。即使天气再热，室温也不宜调到 24 ℃以下。

　　身体虚弱、喜吃素食和冷饮、爱穿着单薄、血压及血糖偏低的人，尤其是有慢性疾病的人，往往是高危人群。特别需要提醒的是，不要在大汗淋漓时立即进入温度很低的空调房间，或直接让风扇对着吹，会造成汗闭，内热外感，寒闭郁体内，暑热往外加湿气，促使邪气入里，致暑湿感冒，出现发热、头疼、鼻塞恶心、身重如裹、周身不适。空调引起的不适，在性质上属于寒、热、湿夹杂，不是简单的食疗就能解决的，应该到正规的中医院进行治疗。一般都以宣肺解表、清热健脾化湿为主。一般用中药效果较佳，如银翘解毒颗粒、藿香正气丸等。

扶正祛邪，保健养生调理法

养心安神

养心安神是指一种安神方法，用于治疗阴虚造成的心神不安。心神不安的症状有心悸易惊，健忘失眠，精神恍惚，多梦遗精，口舌生疮，大便燥结。使用养心安神拔罐法可以治疗心神不安，消除以上一系列症状。

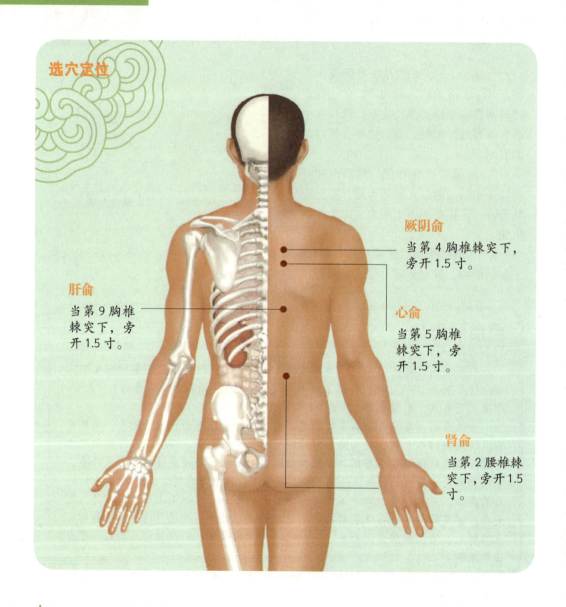

选穴定位

厥阴俞
当第 4 胸椎棘突下，旁开 1.5 寸。

心俞
当第 5 胸椎棘突下，旁开 1.5 寸。

肝俞
当第 9 胸椎棘突下，旁开 1.5 寸。

肾俞
当第 2 腰椎棘突下，旁开 1.5 寸。

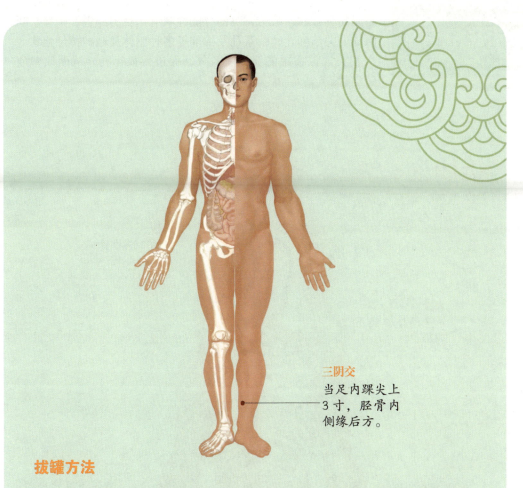

三阴交
当足内踝尖上
3寸，胫骨内
侧缘后方。

拔罐方法

选择厥阴俞、心俞、肝俞、肾俞、三阴交中的 2 ~ 3 个穴位，把罐吸拔在所选穴位上，留罐 5 ~ 10 分钟。这样的治疗隔日 1 次，1 个月为 1 个疗程。

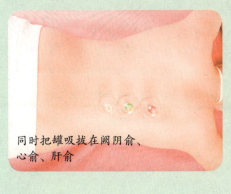

同时把罐吸拔在厥阴俞、
心俞、肝俞

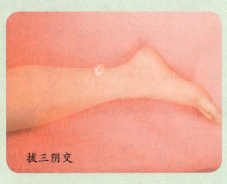

拔三阴交

缓解疲劳

疲劳又称疲乏，是主观上一种疲乏无力的不适，感觉疲劳不是特异症状。疲劳常见的伴随症状有记忆力减退、头痛、咽喉痛、关节痛、睡眠紊乱及抑郁等多种躯体及精神神经症状。在相关穴位拔罐能够补中益气，促进气血运行，从而改善疲劳症状。

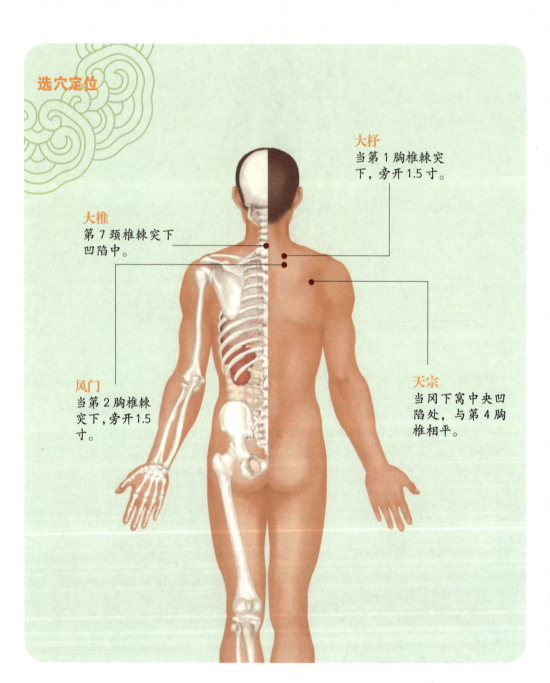

选穴定位

大杼
当第 1 胸椎棘突下，旁开1.5 寸。

大椎
第 7 颈椎棘突下凹陷中。

风门
当第 2 胸椎棘突下，旁开1.5寸。

天宗
当冈下窝中央凹陷处，与第 4 胸椎相平。

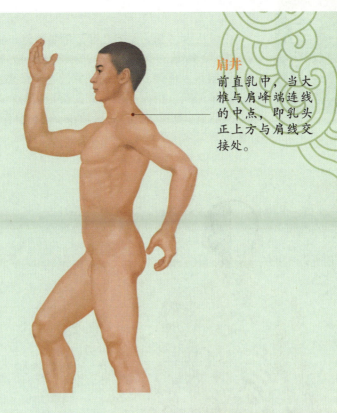

肩井
前直乳中，当大椎与肩峰端连线的中点，即乳头正上方与肩线交接处。

拔罐方法

　　让患者取合适体位，选择大小合适的真空罐或者火罐，把罐吸拔在肩井、大椎、大杼、天宗、风门。留罐10～15分钟，每日或隔日1次，4日为1个疗程。也可以加拔足三里、三阴交、脾俞、心俞、命门等穴中的2～3个穴位，以补中益气，调理脏腑功能，增强机体抵抗力。

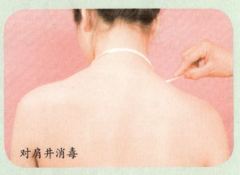

对肩井消毒

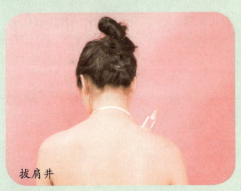

拔肩井

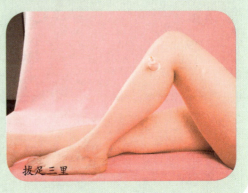

拔足三里

益智健脑

中医认为，"脑为元神之府"。脑是精髓和神明高度汇聚之处。人之视觉、听觉、嗅觉、触觉、思维、记忆力等，都需要脑参与。这说明脑是人体极其重要的器官，是生命要害的所在。大脑清醒、思维活跃、精力充沛是人人都希望的。在相关穴位拔罐能够益气活血、醒脑开窍、补肾填精、健脑益智，延缓大脑衰老，还能预防阿尔茨海默病。

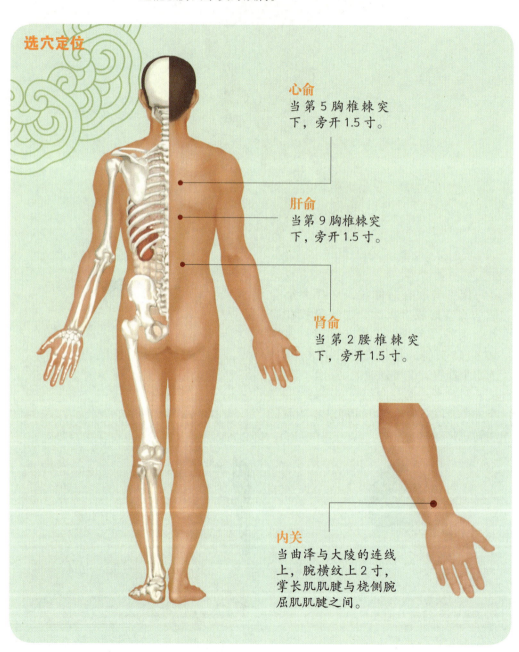

选穴定位

心俞
当第5胸椎棘突下，旁开1.5寸。

肝俞
当第9胸椎棘突下，旁开1.5寸。

肾俞
当第2腰椎棘突下，旁开1.5寸。

内关
当曲泽与大陵的连线上，腕横纹上2寸，掌长肌肌腱与桡侧腕屈肌肌腱之间。

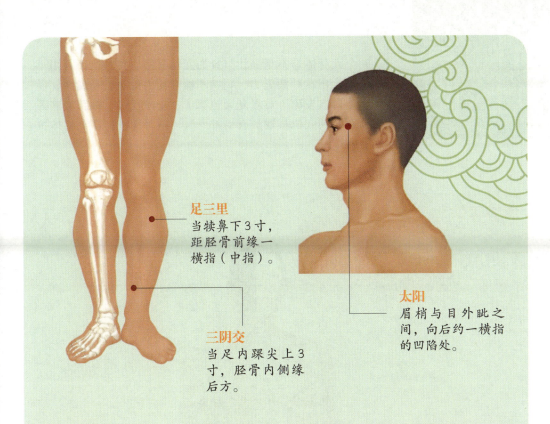

足三里
当犊鼻下3寸，
距胫骨前缘一
横指（中指）。

三阴交
当足内踝尖上3
寸，胫骨内侧缘
后方。

太阳
眉梢与目外眦之
间，向后约一横指
的凹陷处。

拔罐方法

　　选择太阳、心俞、肝俞、肾俞、内
关、足三里、三阴交中的2～3个穴位，
用大小合适的真空罐或者火罐吸拔在穴
位上，留罐10～15分钟。每周治疗3次，
1个月为1个疗程。

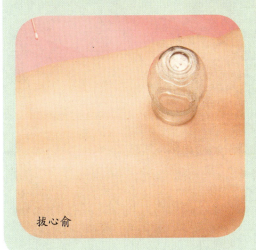

拔心俞

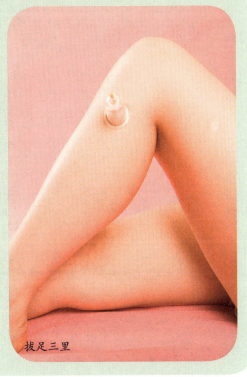

拔足三里

补肾壮阳

　　一个人身体是不是强壮与肾的强弱有密切关系。当肾阳不足时人体会出现神疲乏力、精神不振、活力低下、易疲劳、畏寒怕冷、四肢发凉（重者夏天也凉）、身体发沉、腰膝酸痛等症状。在相关穴位拔罐具有培补元气、益肾固精，提高机体抗病能力的作用。

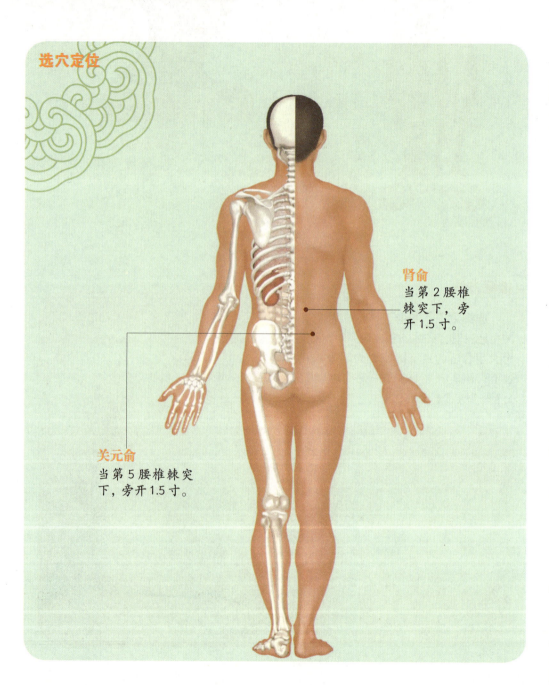

选穴定位

肾俞
当第2腰椎棘突下，旁开1.5寸。

关元俞
当第5腰椎棘突下，旁开1.5寸。

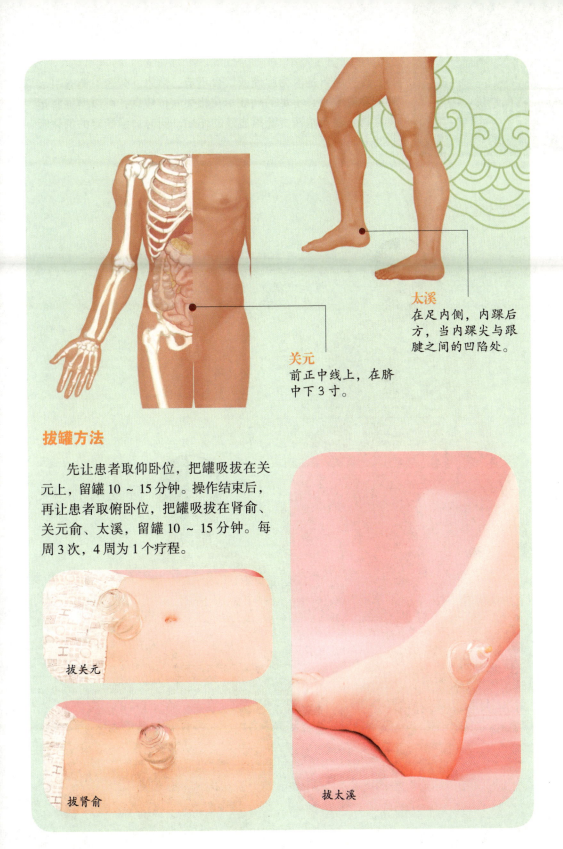

太溪
在足内侧，内踝后
方，当内踝尖与跟
腱之间的凹陷处。

关元
前正中线上，在脐
中下3寸。

拔罐方法

　　先让患者取仰卧位，把罐吸拔在关
元上，留罐10～15分钟。操作结束后，
再让患者取俯卧位，把罐吸拔在肾俞、
关元俞、太溪，留罐10～15分钟。每
周3次，4周为1个疗程。

拔关元

拔肾俞

拔太溪

调理脾胃

脾胃虚弱是因为脾虚或饮食不节、情志、劳逸失调等引起脾的功能虚衰、不足的病症。在相关穴位拔罐，可以增强脾运化食物、输布水液、统摄血液的作用，同时加强肠胃的消化吸收能力。

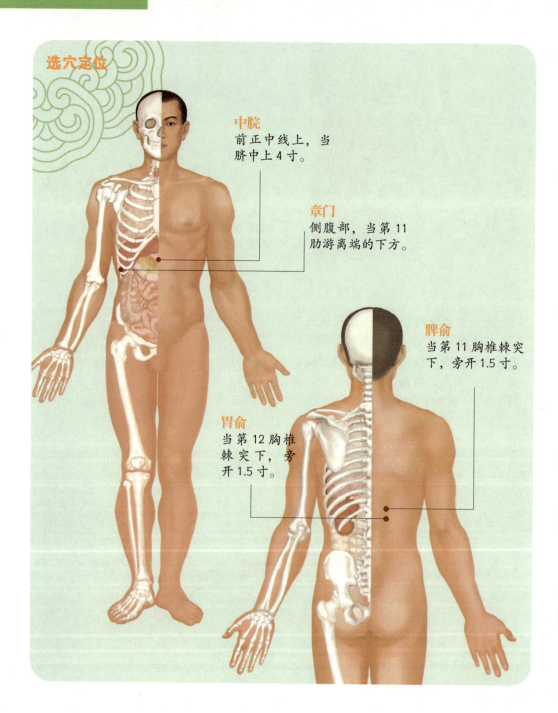

选穴定位

中脘
前正中线上，当脐中上4寸。

章门
侧腹部，当第11肋游离端的下方。

脾俞
当第11胸椎棘突下，旁开1.5寸。

胃俞
当第12胸椎棘突下，旁开1.5寸。

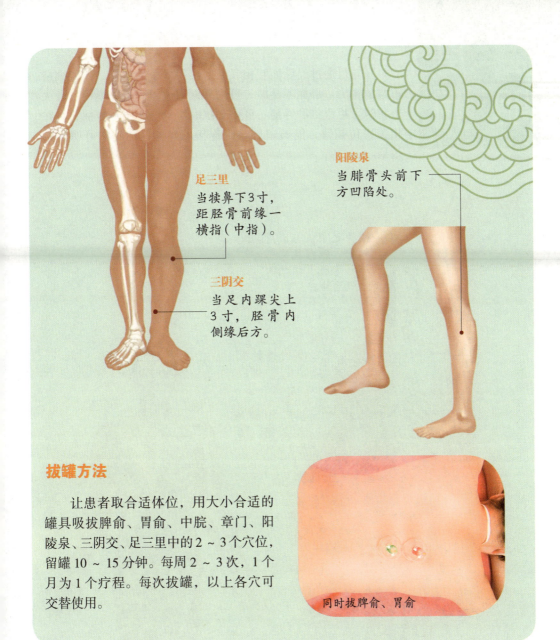

足三里
当犊鼻下3寸，距胫骨前缘一横指（中指）。

阳陵泉
当腓骨头前下方凹陷处。

三阴交
当足内踝尖上3寸，胫骨内侧缘后方。

拔罐方法

让患者取合适体位，用大小合适的罐具吸拔脾俞、胃俞、中脘、章门、阳陵泉、三阴交、足三里中的2～3个穴位，留罐10～15分钟。每周2～3次，1个月为1个疗程。每次拔罐，以上各穴可交替使用。

同时拔脾俞、胃俞

温馨小贴士
WEN XIN XIAO TIE SHI

合理的膳食结构是健康的基础、保胃的前提。饮食应有规律，三餐定时、定量、不暴饮暴食；平时多吃易消化食物，如粥等；少吃有刺激性和难以消化的食物，如酸辣、油炸、干硬和黏性大的。

滋肝明目

　　肝与目通过经脉而互相联系，眼得肝血的濡养，才能维持正常的视力。肝血不足时，可出现两眼干涩、视力模糊；肝火上犯时可见眼红肿疼痛；肝阳上扰时可见头昏眼花等症状。在相关穴位拔罐，能疏通肝与眼连接的经脉，达到滋肝明目的效果。

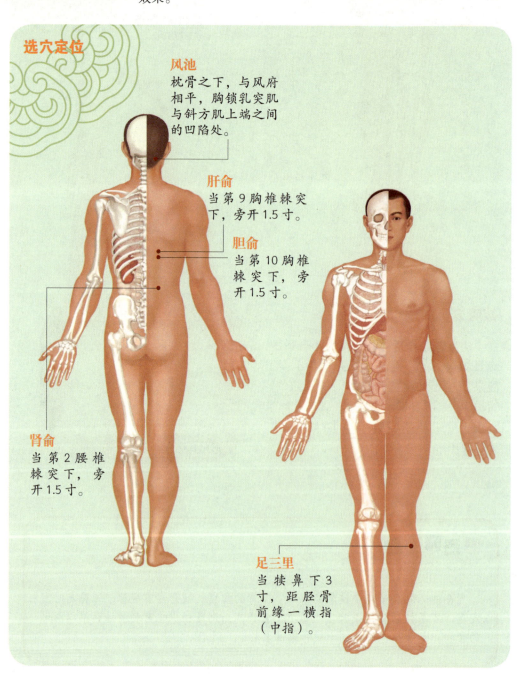

选穴定位

风池
枕骨之下，与风府相平，胸锁乳突肌与斜方肌上端之间的凹陷处。

肝俞
当第9胸椎棘突下，旁开1.5寸。

胆俞
当第10胸椎棘突下，旁开1.5寸。

肾俞
当第2腰椎棘突下，旁开1.5寸。

足三里
当犊鼻下3寸，距胫骨前缘一横指（中指）。

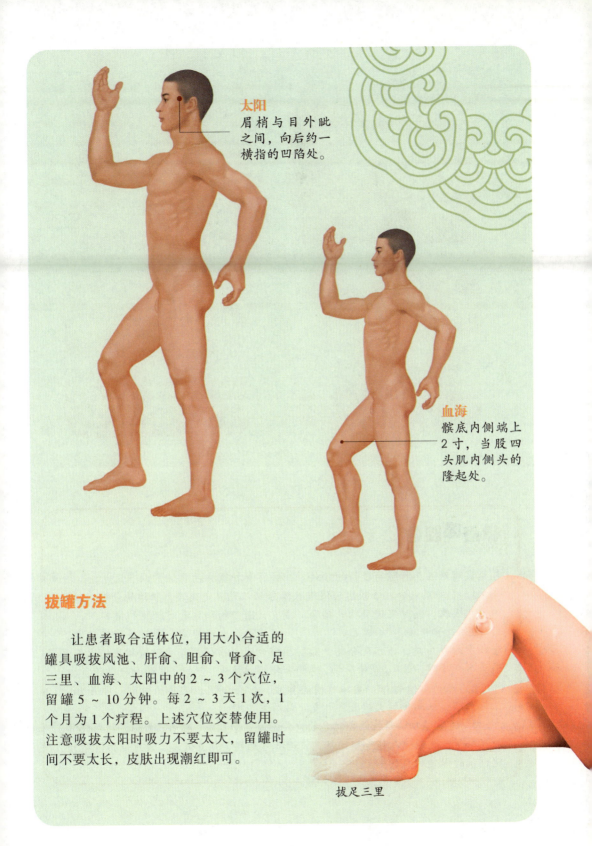

太阳
眉梢与目外眦
之间，向后约一
横指的凹陷处。

血海
髌底内侧端上
2寸，当股四
头肌内侧头的
隆起处。

拔罐方法

　　让患者取合适体位，用大小合适的
罐具吸拔风池、肝俞、胆俞、肾俞、足
三里、血海、太阳中的 2 ~ 3 个穴位，
留罐 5 ~ 10 分钟。每 2 ~ 3 天 1 次，1
个月为 1 个疗程。上述穴位交替使用。
注意吸拔太阳时吸力不要太大，留罐时
间不要太长，皮肤出现潮红即可。

拔足三里

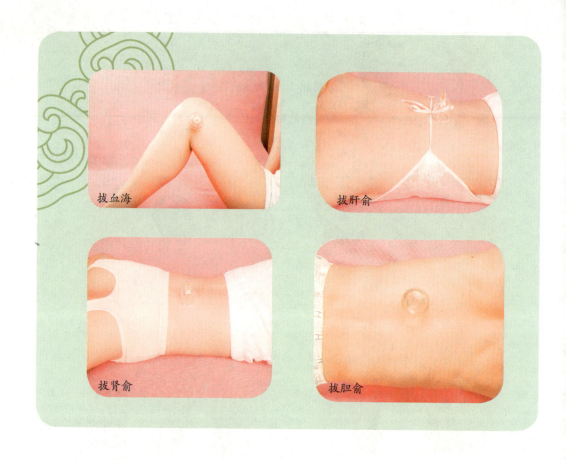

拔血海

拔肝俞

拔肾俞

拔胆俞

　　拔罐对滋养肝脏有较好的疗效。在预防和护理方面要注意以下几点。

　　1. 多补充水分。多饮水可促进腺体分泌，尤其是胰液、胆汁的分泌，以利消化、吸收，同时促进废物的排除，减少代谢产物和毒素对肝脏的损害。

　　2. 饮食平衡。饮食上要以清淡平和、营养丰富为宜，同时要保持均衡，食物中的蛋白质、碳水化合物、脂肪、维生素、矿物质等要保持相应的比例。避免多吃油腻、油炸、辛辣食物，这些食物难以消化，会加重胃肠和肝脏的负担。

　　3. 保持心情舒畅。要注意情志养生，学会制怒，要尽力做到心平气和、乐观开朗，从而使肝火熄灭，肝气正常升发、顺调。

　　4. 适量运动。开展适合时令的户外活动，如散步、踏青、打球、打太极拳、放风筝等，既能使人体气血通畅，促进吐故纳新，强身健体，又可以怡情养肝，达到护肝保健的目的。

元气是维护人体生命活动所必需的精微物质，是推动人体脏腑组织机能活动的动力，它既是物质的代称，也是功能的表现。元气在人体有推陈出新、温煦脏腑、防御外邪、固摄精血等重要职能。"人之有生，全赖此气"。元气充足，运行正常，则人康健长寿；反之，元气不足，或升降出入失常，则百病皆生，可引发多器官多系统功能失调。在相关穴位拔罐，可以培补元气，增强身体免疫力，加强防病抗病的能力。

选穴定位

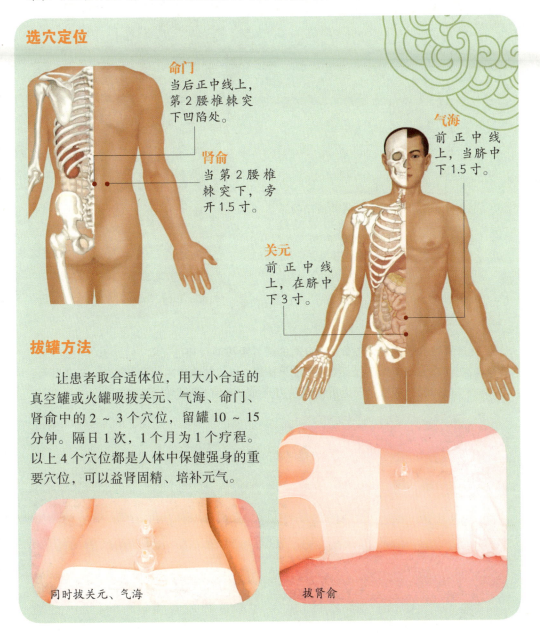

命门
当后正中线上，第2腰椎棘突下凹陷处。

肾俞
当第2腰椎棘突下，旁开1.5寸。

气海
前正中线上，当脐中下1.5寸。

关元
前正中线上，在脐中下3寸。

拔罐方法

让患者取合适体位，用大小合适的真空罐或火罐吸拔关元、气海、命门、肾俞中的2～3个穴位，留罐10～15分钟。隔日1次，1个月为1个疗程。以上4个穴位都是人体中保健强身的重要穴位，可以益肾固精、培补元气。

同时拔关元、气海

拔肾俞

祛除浊气

　　五脏六腑在经络运行过程中会产生许多的浊气，如果不设法将这些浊气排出，势必会危害我们的健康。湿浊如果不及早排出，循经上头则头痛眩晕，滞塞毛孔则引发皮炎湿疹，遇肝火则化痰，逢脾虚则腹泻，遗患无穷，必须及早清除。在相关穴位拔罐，可以排出体内湿浊之气，加速代谢，促进血液循环，从而达到充沛精力、强健身体的目的。

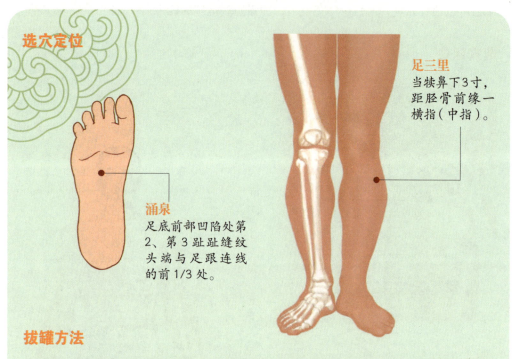

选穴定位

足三里
当犊鼻下3寸，距胫骨前缘一横指（中指）。

涌泉
足底前部凹陷处第2、第3趾趾缝纹头端与足跟连线的前1/3处。

拔罐方法

　　让患者取合适体位，选择大小合适的罐具吸拔涌泉和足三里，留罐10～15分钟。2日1次，1个月为1个疗程。经常在涌泉拔罐，可以祛除体内的湿毒浊气，疏通肾经，使经络气血通畅。加拔足三里可使人精力充沛，还有强身健体的功效。

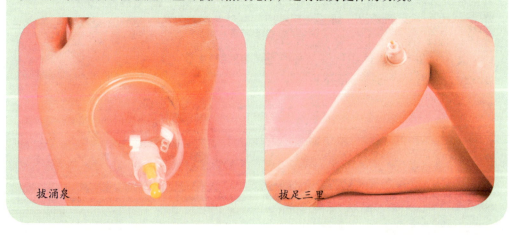

拔涌泉

拔足三里

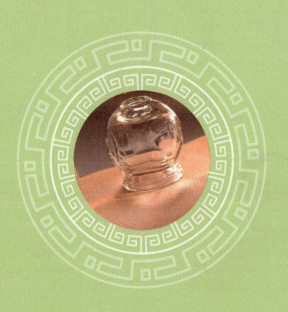

第三章

小病不求医，常见病

拔去不适一身轻

内科常见病对症拔罐

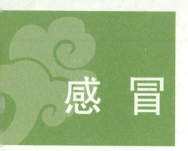

感冒

　　感冒是感受风邪或时行病毒，引起肺卫功能失调，出现鼻塞、流涕、喷嚏、头痛、恶寒、发热、全身不适等主要临床表现的一种外感疾病。中医认为，当人的体质虚弱，生活失调，卫气不固，外邪乘虚侵入时就会引起感冒，轻者出现乏力、流涕、咳嗽等症状，称为"伤风"；重者会发烧。中医把感冒归为外感（外邪）疾病，包括西医的上呼吸道感染和流行性感冒。在相关穴位拔罐，可逐寒祛湿、疏通经络，激发自身免疫功能，从而加速感冒痊愈。

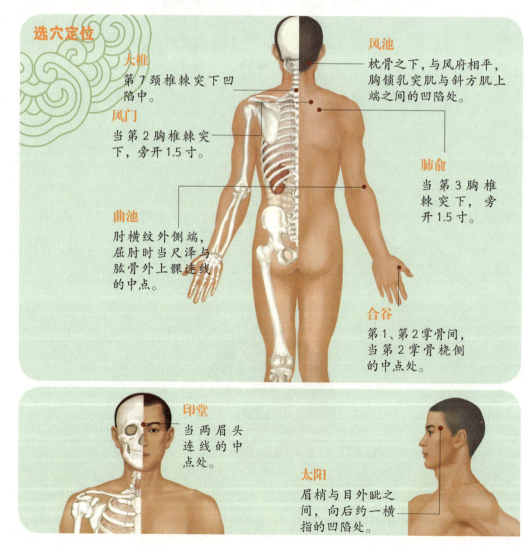

选穴定位

大椎
第7颈椎棘突下凹陷中。

风门
当第2胸椎棘突下，旁开1.5寸。

曲池
肘横纹外侧端，屈肘时当尺泽与肱骨外上髁连线的中点。

风池
枕骨之下，与风府相平，胸锁乳突肌与斜方肌上端之间的凹陷处。

肺俞
当第3胸椎棘突下，旁开1.5寸。

合谷
第1、第2掌骨间，当第2掌骨桡侧的中点处。

印堂
当两眉头连线的中点处。

太阳
眉梢与目外眦之间，向后约一横指的凹陷处。

拔罐方法

风寒型感冒

患者取坐位或俯卧位，以方便舒适为宜。取大椎、风门、肺俞、曲池、印堂、太阳、合谷中的 3 ～ 5 个穴位，直接把罐吸拔在穴位上，留罐 10 ～ 15 分钟，以皮肤潮红为度。起罐后，对穴位皮肤进行消毒处理。这样的治疗每日 1 次。

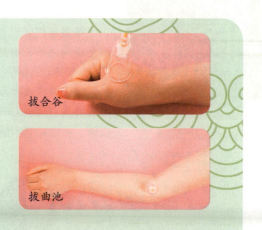

拔合谷

拔曲池

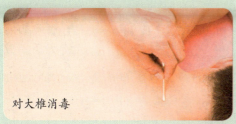

对大椎消毒

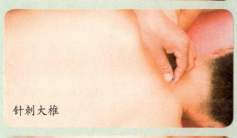

针刺大椎

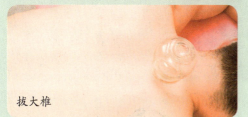

拔大椎

风热型感冒

1. 患者取坐位或俯卧位，以方便舒适为宜。对大椎、肺俞、风池所在部位进行消毒。在拔罐过程中，一定要注意保暖，以免患者病情加重。

2. 用三棱针在消过毒的穴位上点刺，以微微出血为度。在点刺过程中，要缓解患者情绪，以免患者过于紧张致使身体抖动，影响治疗。

3. 把罐立即吸拔在点刺过的穴位上，每个穴位留罐 20 分钟。起罐后，擦去血迹。亦可用银翘散、桑菊饮药水煮罐，对穴位施以药罐。

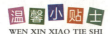

温馨小贴士
WEN XIN XIAO TIE SHI

拔罐过程中，如感到头晕、心悸、脉搏变弱，应迅速取下火罐，喝一些温水，一般能够缓解。初次使用的儿童或体弱等易发生异常反应的患者，宜选小罐。拔罐时间不能太长，以免引起气胸。

拔罐后局部有些潮红、瘙痒，不要乱抓，几小时后即可消散。如果起罐后出现小水疱，用消毒针刺破流出液体后，涂以龙胆紫药水，以免感染。另外，还要注意室内温度，以免再次受凉。

咳 嗽

咳嗽是机体对侵入气道的病邪的一种保护性反应。古人以有声无痰谓之咳，有痰无声谓之嗽，临床上二者常并见，故通称为咳嗽。根据发作特点及伴随症状的不同，一般可以将咳嗽分为风寒咳嗽、风热咳嗽及风燥咳嗽3型。中医认为，咳嗽的病位在肺，由于肺失宣降，肺气上逆，肺气宣降功能失常导致。在相关穴位拔罐，可以通其经脉，营其逆顺，调其气血，祛病健身。

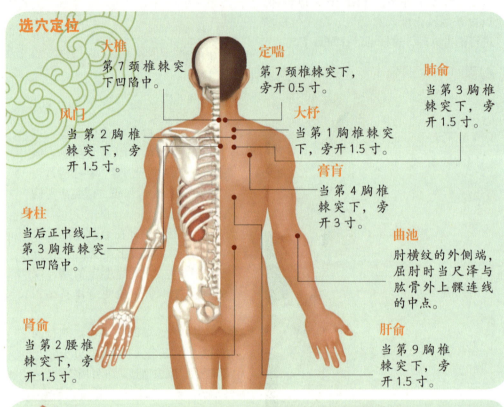

选穴定位

大椎
第7颈椎棘突下凹陷中。

定喘
第7颈椎棘突下，旁开0.5寸。

肺俞
当第3胸椎棘突下，旁开1.5寸。

风门
当第2胸椎棘突下，旁开1.5寸。

大杼
当第1胸椎棘突下，旁开1.5寸。

膏肓
当第4胸椎棘突下，旁开3寸。

身柱
当后正中线上，第3胸椎棘突下凹陷中。

曲池
肘横纹的外侧端，屈肘时当尺泽与肱骨外上髁连线的中点。

肾俞
当第2腰椎棘突下，旁开1.5寸。

肝俞
当第9胸椎棘突下，旁开1.5寸。

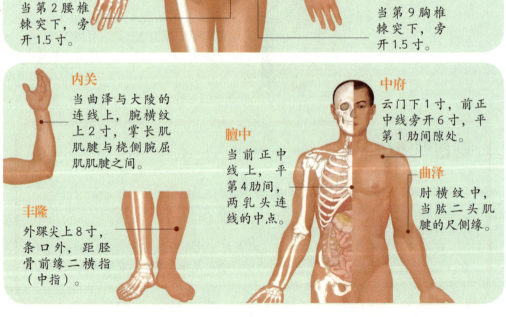

内关
当曲泽与大陵的连线上，腕横纹上2寸，掌长肌肌腱与桡侧腕屈肌肌腱之间。

中府
云门下1寸，前正中线旁开6寸，平第1肋间隙处。

膻中
当前正中线上，平第4肋间，两乳头连线的中点。

曲泽
肘横纹中，当肱二头肌腱的尺侧缘。

丰隆
外踝尖上8寸，条口外，距胫骨前缘二横指（中指）。

拔罐方法

方法一 选择两组穴位，一组为身柱、肺俞、大杼、膏肓、丰隆、曲泽；一组为大椎、风门、膻中、中府。每次选用1组，在穴位上拔罐，留罐10～15分钟。每日1次，7次为1个疗程。两组穴位交替使用。

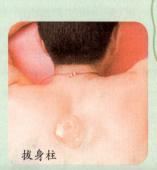
拔身柱

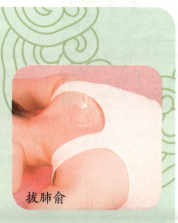
拔肺俞

方法二 1. 患者取坐位或俯卧位，以方便舒适为宜。用手指按压两侧曲池，按压3～5分钟。

2. 在两侧内关拔罐，留罐5～10分钟。

3. 让患者保持俯卧位，用拇指点定喘，按压3～5分钟。

4. 在肺俞、肝俞、肾俞进行闪罐，持续5～10分钟。

5. 结束后，让患者保持仰卧位，在膻中拔罐，留罐5～10分钟。

6. 让患者保持坐位或仰卧位，选择足底的肾上腺、肾、输尿管、膀胱反射区进行推罐，反复20次左右。

7. 在足底膀胱反射区留罐15～20分钟。因拔罐时间较长，要保持房间的温度，避免着凉。若拔罐中有身体不适，可适当减少拔罐步骤。

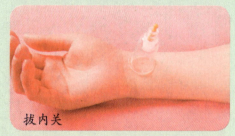
拔内关

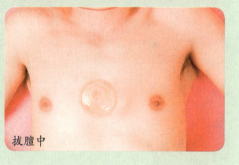
拔膻中

温馨小贴士
WEN XIN XIAO TIE SHI

　　普通咳嗽通过拔罐即可治愈，同时还可配合饮用止咳汤：将白萝卜1个，梨1个，生姜3片，一同入锅并加适量水同煮，煮熟盛出稍凉，调入适量蜂蜜即可服食。

　　对于不明原因、长时间的慢性咳嗽（尤其是超过2周的慢性咳嗽），千万不要草率地喝点止咳药了事，更不能置之不理，一定要去医院，在医生的帮助下找出咳嗽病因，对症治疗。

支气管炎

　　支气管炎是指气管、支气管黏膜及其周围组织的慢性非特异性炎症。气温下降、呼吸道小血管痉挛缺血、免疫功能下降等易于致病；烟雾粉尘、污染大气等慢性刺激也可发病；吸烟可使支气管痉挛、黏膜变异、纤毛运动降低、黏液分泌增多而易被感染；过敏因素也有一定关系。中医认为，外邪侵袭以及肺、脾、肾三脏功能失常，是引起本病的主要原因。在相关穴位拔罐，能宣肺解表、除燥祛热，改善肺部和气管功能。

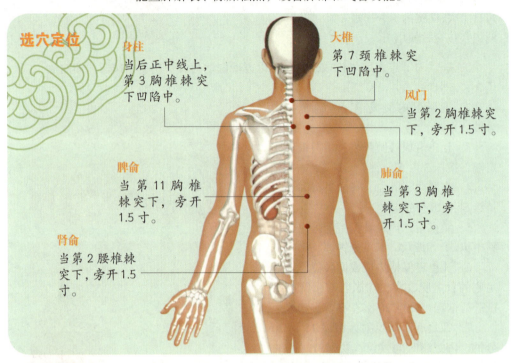

选穴定位

身柱
当后正中线上，第3胸椎棘突下凹陷中。

大椎
第7颈椎棘突下凹陷中。

风门
当第2胸椎棘突下，旁开1.5寸。

脾俞
当第11胸椎棘突下，旁开1.5寸。

肺俞
当第3胸椎棘突下，旁开1.5寸。

肾俞
当第2腰椎棘突下，旁开1.5寸。

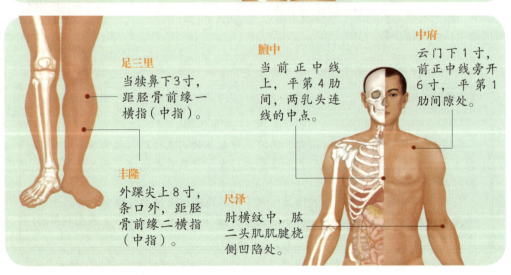

足三里
当犊鼻下3寸，距胫骨前缘一横指（中指）。

丰隆
外踝尖上8寸，条口外，距胫骨前缘二横指（中指）。

膻中
当前正中线上，平第4肋间，两乳头连线的中点。

尺泽
肘横纹中，肱二头肌肌腱桡侧凹陷处。

中府
云门下1寸，前正中线旁开6寸，平第1肋间隙处。

拔罐方法

急性支气管炎体象　起病较急，发热畏寒、身痛、咳嗽、咯痰，伴胸骨后钝痛。开始时干咳、喉痒、胸骨后有闷痛感，过1~2天后咳出少量黏痰或稀薄痰液，以后咳出脓性痰，并伴有血丝。一般发热常在3~5天后消退，咳嗽症状可延至1周，但很少超过1个月。

急性支气管炎拔罐方法　让患者取坐位、俯卧（背部）或仰卧（腹部），以方便舒适为宜。分别将罐吸拔在大椎、风门、身柱、脾俞、膻中、中府、尺泽。每个穴位留罐20分钟，以皮肤充血为度。这样的治疗每日1次。拔罐时可根据患

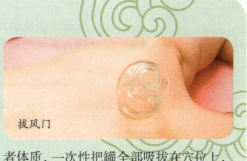
拔风门

者体质，一次性把罐全部吸拔在穴位上，也可拔完一部分穴位，起罐后，再拔另一部分。

慢性支气管炎体象　慢性支气管炎是一种常见的疾病，多因急性支气管炎未及时治愈转变而成。主要临床症状有长期咳嗽，吐痰，有时伴有喘息。凡是一年当中有3个月咳嗽，这种情况连续2年以上，而且这种咳嗽不是由于心、肺等其他疾病引起的，就可诊断为慢性支气管炎。

慢性支气管炎拔罐方法　让患者取坐位、俯卧（背部）或仰卧（腹部），以方便舒适为宜。分别把罐吸拔在肺俞、脾俞、肾俞、中府、膻中、足三里、丰隆。每个穴位留罐15分钟，每日1次。因所拔穴位较多，拔罐时间较长，所以一定要注意保暖，防止感冒，以免加重病情。

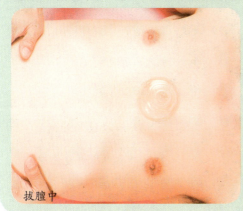
拔膻中

温馨小贴士
WEN XIN XIAO TIE SHI

饮食调理和适当运动，可起到较好的辅助治疗作用。

1. 不要吃寒凉食物。过食寒凉食品可使气管痉挛，不利于分泌物的排泄，从而加重咳喘，使痰不易咳出。

2. 戒烟。香烟中的有害物质可以直接刺激呼吸道，且吸烟是慢性支气管炎的重要诱因。

3. 多吃青菜。每餐可适量多吃一些蔬菜和豆制品，如白萝卜、胡萝卜及绿叶蔬菜等清淡易消化的食物。多吃一些止咳、平喘、祛痰、温肺、健脾的食品，如白果、枇杷、柚子、山药、栗子、百合、海带、紫菜等。

4. 平时多运动。注意平时养成良好的生活习惯，多加锻炼，提高免疫力。

肺　炎

肺炎常因外感风邪、劳倦过度，导致肺失宣降，痰热郁阻而发病。表现为起病急，寒战，高热，咳嗽，咳痰，胸痛，气急，呼吸困难，发绀，恶心，呕吐，食欲不振等。中医认为，肺炎常因劳倦过度、醉后当风等人体正气不足之时，感受风热之邪或风寒之邪入里化热所致。在相应穴位拔罐，可祛痰除热、宣肺解表，从而有效改善症状。

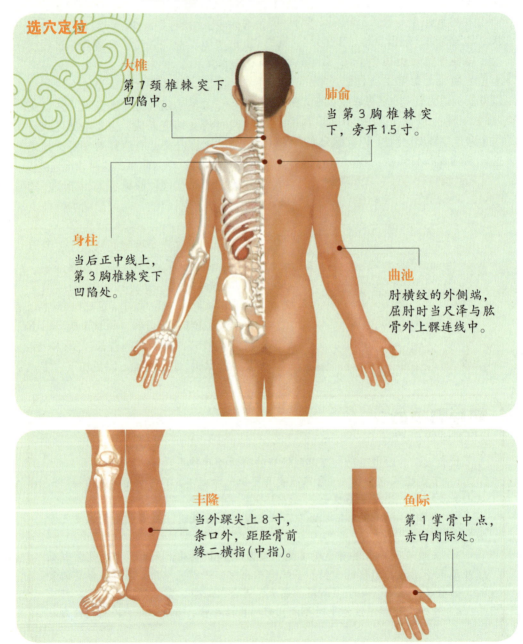

选穴定位

大椎
第7颈椎棘突下凹陷中。

肺俞
当第3胸椎棘突下，旁开1.5寸。

身柱
当后正中线上，第3胸椎棘突下凹陷处。

曲池
肘横纹的外侧端，屈肘时当尺泽与肱骨外上髁连线中。

丰隆
当外踝尖上8寸，条口外，距胫骨前缘二横指(中指)。

鱼际
第1掌骨中点，赤白肉际处。

拔罐方法

方法一 1. 让患者取俯卧位，对大椎、身柱、肺俞周围皮肤进行消毒。在此过程中要缓解患者紧张情绪，以免影响治疗。

2. 消毒后，用三棱针点刺已消毒的穴位周围皮肤，以微微出血为度。此操作要求施罐者有一定医学知识，否则容易产生不安全因素。

3. 将罐拔在点刺过的穴位上，留罐10～15分钟，以拔出血1毫升左右为度。起罐后要擦去血渍，对穴位皮肤进行消毒，以防感染，这样的治疗每日1次。

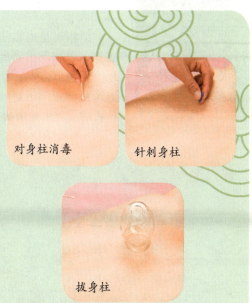

对身柱消毒

针刺身柱

拔身柱

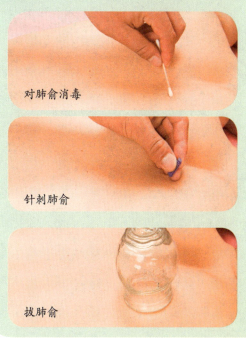

对肺俞消毒

针刺肺俞

拔肺俞

方法二 1. 让患者取坐位或俯卧位（背部），以方便舒适为宜。充分暴露穴位，对肺俞、曲池、鱼际、丰隆穴位皮肤进行消毒。

2. 消毒后，用三棱针轻叩肺俞、曲池、鱼际穴位皮肤，以微微出血为度。风隆不用针刺，直接拔罐即可。

3. 将罐吸拔在肺俞、曲池、鱼际、丰隆上，留罐10～15分钟。起罐后，对穴位皮肤进行消毒。这样的治疗每日1次，10次为1个疗程。

食疗良方
SHI LIAO LIANG FANG

绿豆丝瓜花茶 取绿豆20～30克，鲜丝瓜花3～5朵。将洗净的绿豆放入锅内，加水煮烂后，捞去绿豆渣，放入鲜丝瓜花，烧开，即可当茶饮。

五汁饮 将梨汁、荸荠汁、藕汁、甘蔗汁、鲜苇根汁各适量混匀，冷服，清热止渴，适用于高热者。

肺结核

结核病是由结核分枝杆菌引起的慢性传染病，可侵及许多脏器，以肺部感染最为常见，称为肺结核。结核病又称为痨病和"白色瘟疫"，是一种古老的传染病。中医认为，肺结核病因为机体正气不足、阴精耗损，痨虫趁机侵入肺脏。在相关穴位拔罐，能宣肺解表、健肺补气，可有效改善肺部功能。

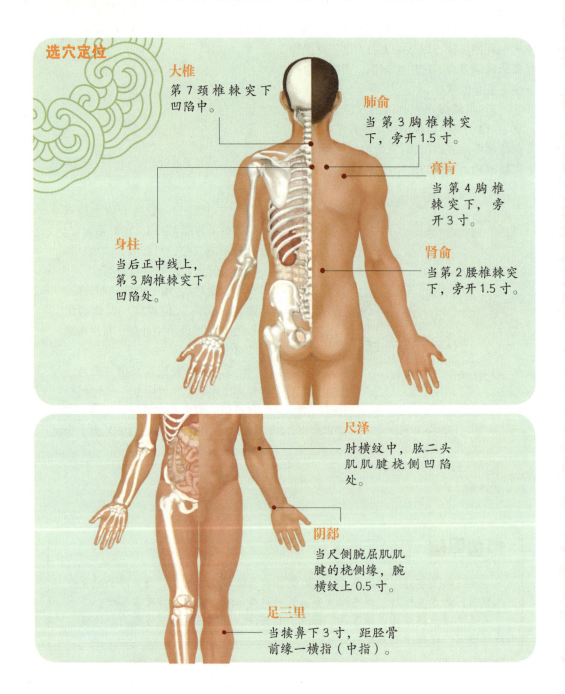

选穴定位

大椎
第 7 颈椎棘突下凹陷中。

肺俞
当第 3 胸椎棘突下，旁开 1.5 寸。

膏肓
当第 4 胸椎棘突下，旁开 3 寸。

身柱
当后正中线上，第 3 胸椎棘突下凹陷处。

肾俞
当第 2 腰椎棘突下，旁开 1.5 寸。

尺泽
肘横纹中，肱二头肌肌腱桡侧凹陷处。

阴郄
当尺侧腕屈肌肌腱的桡侧缘，腕横纹上 0.5 寸。

足三里
当犊鼻下 3 寸，距胫骨前缘一横指（中指）。

拔罐方法

方法一 1.从大椎、身柱、肺俞、膏肓、足三里中选择2～3个穴位施行艾灸，艾灸时要掌握好时间和温度，以免烫伤皮肤。如果穴位处皮肤有破损，不要艾灸和拔罐。

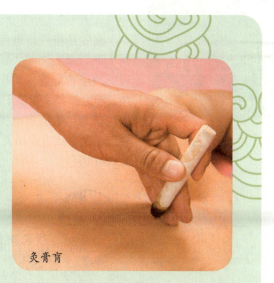

灸膏肓

2.艾灸后，对所有艾灸过的穴位拔罐，留罐10～15分钟。起罐后，对穴位皮肤进行消毒。这样的治疗每日1次。待症状缓解后隔日1次。10次为1个疗程，2个疗程之间间隔7天。

方法二 1.让患者取坐位或俯卧位（背部），以方便舒适为宜。对大椎、肺俞、肾俞、膏肓、阴郄、尺泽进行消毒。注意保暖，避免着凉。

2.用三棱针针刺已消毒的穴位。针刺后出针。此操作要求施罐者能够熟练使用针刺，能准确把握针刺的深度。

3.在针刺过的穴位上拔罐，留罐15～20分钟。起罐后，对穴位皮肤进行消毒，这样的治疗每日或隔日1次，10次为1个疗程，2个疗程之间间隔7天。

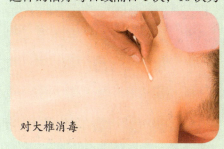

对大椎消毒

4.要注意随症加配穴，对咯血的患者配膈俞、列缺；对痰多的患者配脾俞、中脘；对咳嗽的患者配督俞、太渊；对盗汗的患者配后溪、三阴交；对发热的患者配身柱、复溜、曲池、间使；对腹泻的患者配大肠俞、天枢、气海；对食欲不振的患者配脾俞、中脘、足三里。

温馨小贴士
WEN XIN XIAO TIE SHI

保证良好的休息和充足的睡眠是结核病患者康复的基本保证。可在医生的指导下，安排患者散步、打太极拳、慢跑、进行轻微的体力劳动等活动，锻炼时要量力而行，适可而止。养成良好的卫生习惯，经常洗澡，保持皮肤卫生，但水温不能过热，每次时间不宜过长，以免造成体力消耗过大或咯血。衣服和被褥要经常晾晒，房间要常通风。合理安排饮食，一般不需要忌口，鸡、鸭、鱼、肉、牛奶、蛋、海鲜、蔬菜、水果等均可食用，但对一些刺激性食物（如太辣太咸的菜）不可吃太多，以免引起咳嗽加重。应戒烟禁酒，因酒能加重药物对肝脏的损伤，且酒能扩张血管，结核病患者饮酒有引起咯血的可能。

腹　胀

　　腹胀是指胃肠道存有过量气体，而感觉脘腹及脘腹以下的整个下腹部胀满的一种症状。本病多见于急性、慢性胃肠炎，胃肠神经官能症，消化不良，腹腔手术后。主要表现为腹部胀满，叩之如鼓，食欲不振，食少饱闷，恶心嗳气，四肢乏力等。中医认为，腹胀多由脾胃虚弱或肝胃气滞引起气机升降失常，浊气上逆导致。在相关穴位拔罐，能调整脏腑功能，补中益气，减轻症状。

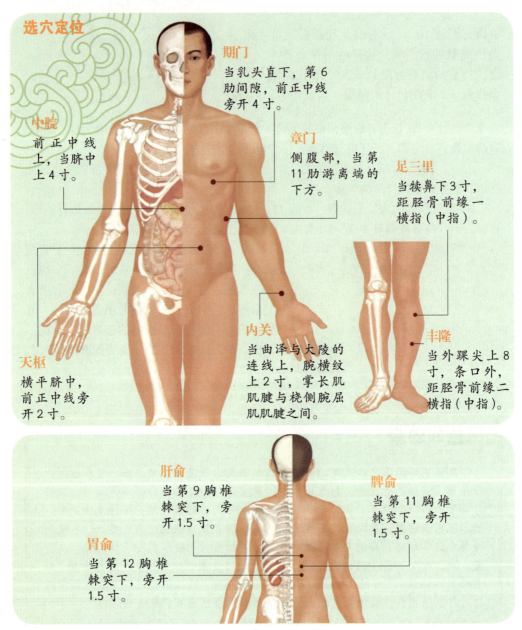

选穴定位

期门
当乳头直下，第6肋间隙，前正中线旁开4寸。

中脘
前正中线上，当脐中上4寸。

章门
侧腹部，当第11肋游离端的下方。

足三里
当犊鼻下3寸，距胫骨前缘一横指（中指）。

天枢
横平脐中，前正中线旁开2寸。

内关
当曲泽与大陵的连线上，腕横纹上2寸，掌长肌肌腱与桡侧腕屈肌肌腱之间。

丰隆
当外踝尖上8寸，条口外，距胫骨前缘二横指（中指）。

肝俞
当第9胸椎棘突下，旁开1.5寸。

脾俞
当第11胸椎棘突下，旁开1.5寸。

胃俞
当第12胸椎棘突下，旁开1.5寸。

拔罐方法

方法一 让患者取坐位、俯卧（背部）或仰卧（腹部），以方便舒适为宜。分别将罐吸拔在大椎、风门、身柱、脾俞、膻中、中府、尺泽。每个穴位留罐20分钟，以皮肤充血为度。这样的治疗每日1次。拔罐时可根据患者体质，一次性把罐全部吸拔在穴位上，也可拔完一部分穴位，起罐后，再拔另一部分。

方法二 1. 让患者取仰卧位，在期门、章门、中脘、天枢拔罐，留罐10分钟，以皮肤充血为度。

2. 让患者采取俯卧位，在肝俞、胃俞拔罐，留罐10分钟。起罐后，对穴位皮肤进行消毒，以防感染。这样的治疗每日1次，5次为1个疗程。

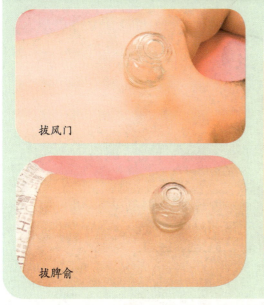

拔风门

拔脾俞

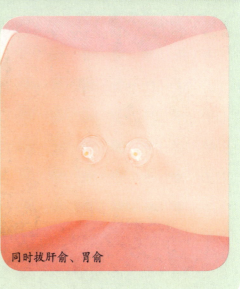

同时拔肝俞、胃俞

温馨小贴士
WEN XIN XIAO TIE SHI

拔罐对本病有较好的疗效，但要坚持多疗程治疗，以巩固疗效。在预防和护理方面要注意以下几点。

1. 腹胀多为一慢性过程，常反复发作，经久不愈，所以应长期坚持治疗，树立战胜疾病的信心。

2. 注意饮食的调配，食物宜清淡，勿暴饮暴食，忌食油腻，力戒烟酒，以免损伤脾胃。

3. 调适情志，避免精神刺激，以防气机郁滞；心态应平和，多参加户外活动。

腹泻

腹泻是一种常见症状，俗称"拉肚子"，是指排便次数明显超过平日的频率，粪质稀薄，水分增加，每日排便量超过200克，或含未消化食物或脓血、黏液。腹泻常伴有排便急迫感、肛门不适、失禁等症状。腹泻分急性和慢性两类。急性腹泻发病急剧，病程在2~3周之内。慢性腹泻指病程在2个月以上或间歇期在2~4周内的复发性腹泻。中医认为，"泄泻之本，无不由于脾胃"。病多因感受外邪，如湿热、暑湿、寒湿之邪；情志所伤，忧思郁怒导致肝失疏泄，横逆犯脾而成；饮食不节，过食肥甘厚味，或进食不洁腐败之物。在相关穴位拔罐，能调整脏腑功能，减轻症状。

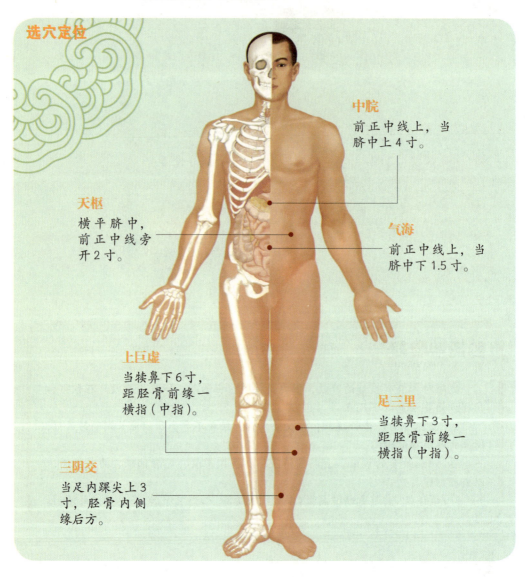

选穴定位

中脘
前正中线上，当脐中上4寸。

天枢
横平脐中，前正中线旁开2寸。

气海
前正中线上，当脐中下1.5寸。

上巨虚
当犊鼻下6寸，距胫骨前缘一横指（中指）。

足三里
当犊鼻下3寸，距胫骨前缘一横指（中指）。

三阴交
当足内踝尖上3寸，胫骨内侧缘后方。

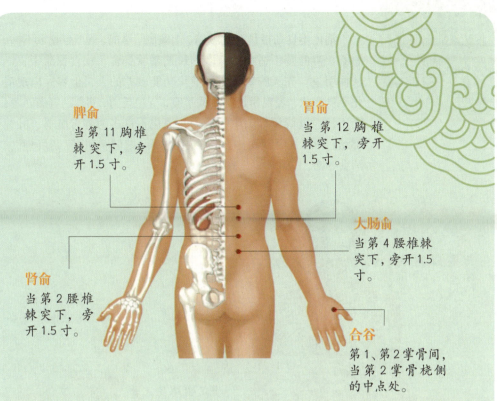

脾俞
当第 11 胸椎
棘突下，旁
开 1.5 寸。

胃俞
当第 12 胸椎
棘突下，旁开
1.5 寸。

大肠俞
当第 4 腰椎棘
突下，旁开 1.5
寸。

肾俞
当第 2 腰椎
棘突下，旁
开 1.5 寸。

合谷
第 1、第 2 掌骨间，
当第 2 掌骨桡侧
的中点处。

拔罐方法

方法一　让患者取坐位或仰卧位
（腹部），以方便舒适为宜。选择大小
合适的罐体，把罐吸拔在天枢、中脘、
气海、合谷、足三里、上巨虚、三阴交
上，留罐 10 ~ 15 分钟，以皮肤充血为
度。起罐后要对穴位皮肤进行消毒，以
防感染。每日 1 次，3 次为 1 个疗程。
此法可治疗急性腹泻。

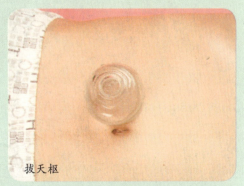

拔天枢

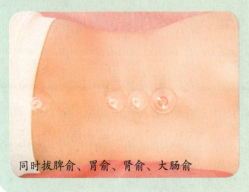

同时拔脾俞、胃俞、肾俞、大肠俞

方法二　让患者取仰卧位，选择
大小合适的罐体，把罐吸拔在脾俞、
胃俞、肾俞、大肠俞，留罐 10 ~ 15
分钟。起罐后，对穴位皮肤进行消毒。
这样的治疗每周 2 ~ 3 次，10 次为 1
个疗程，每个疗程间隔 1 周。此法可
治疗慢性腹泻。

消化不良

消化不良是指具有上腹痛、上腹胀、早饱、嗳气、食欲不振、恶心、呕吐等不适症状，多为长期暴饮暴食，饮食积滞于胃，从而引发。先天脾胃虚弱，消化功能较差的人，也容易出现消化不良症状，表现为长期面黄肌瘦，气短乏力，胃胀，胃痛隐隐，稍不注意就腹泻等。中医认为，消化不良多为脾胃虚弱、肝气郁结、外邪入侵所致。在相关穴位拔罐，能健脾和胃、疏肝理气、消食导滞。

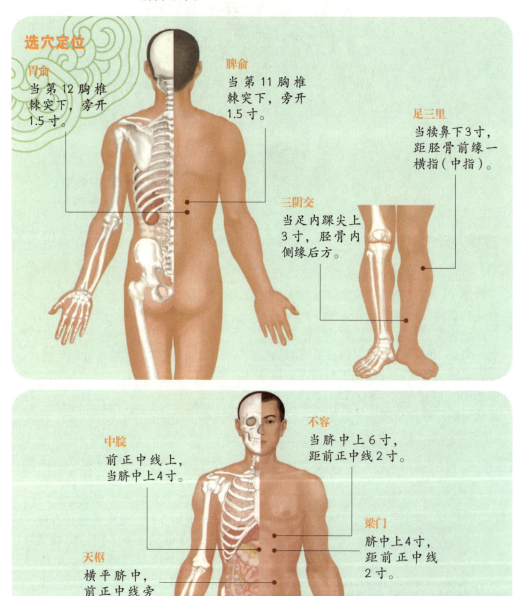

选穴定位

胃俞
当第12胸椎棘突下，旁开1.5寸。

脾俞
当第11胸椎棘突下，旁开1.5寸。

足三里
当犊鼻下3寸，距胫骨前缘一横指（中指）。

三阴交
当足内踝尖上3寸，胫骨内侧缘后方。

中脘
前正中线上，当脐中上4寸。

不容
当脐中上6寸，距前正中线2寸。

梁门
脐中上4寸，距前正中线2寸。

天枢
横平脐中，前正中线旁开2寸。

拔罐方法

方法一 1. 让患者取坐位或仰卧位（腹部），以方便舒适为宜。先把罐吸拔在中脘上，然后反复闪罐20次左右，以皮肤潮红发紫出现瘀点为止。闪罐过程中，若罐体温度过高，应换一个罐具重新操作。

2. 把罐吸拔在足三里上，留罐10～15分钟，以皮肤充血或拔出瘀血为度。起罐后，要对穴位皮肤进行消毒。

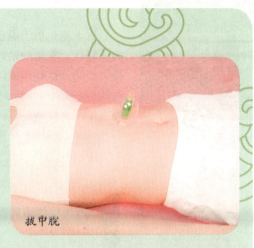

拔中脘

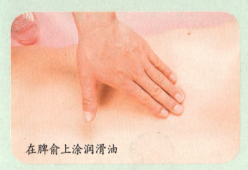

在脾俞上涂润滑油

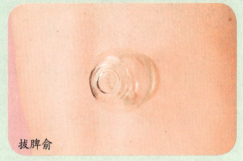

拔脾俞

方法二 1. 让患者取坐位，在脾俞、胃俞、天枢、中脘、不容、梁门、足三里、三阴交所在部位涂上润滑油。

2. 用刮痧板刮拭上述穴位，以出现紫红色痧斑为度。刮痧完毕，要用消毒棉球擦去皮肤上的润滑油，以免影响拔罐。

3. 把罐吸拔在已刮痧的穴位上，留罐10～15分钟。起罐后，对穴位皮肤进行消毒。这样的治疗每日1次，7次为1个疗程。

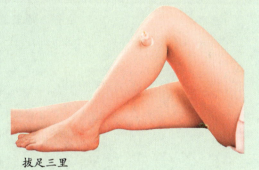

拔足三里

温馨小贴士
WEN XIN XIAO TIE SHI

研究表明，有规律地进餐，定时定量，可形成条件反射，有助于消化腺的分泌，更利于消化。

胃下垂

胃下垂是由于膈肌悬力不足，支撑内脏器官韧带松弛，或腹内压降低，腹肌松弛，导致站立时胃大弯抵达盆腔，胃小弯弧线最低点降到髂嵴连线以下，常伴有十二指肠球部位置的改变。中医认为，本病虽在胃，但与肝、脾关系密切，基本病机为素体虚损，肝气失调，横逆犯胃，日久脾虚，木乘其土，中气下陷。在相关穴位拔罐，可补中益气、健脾和胃。

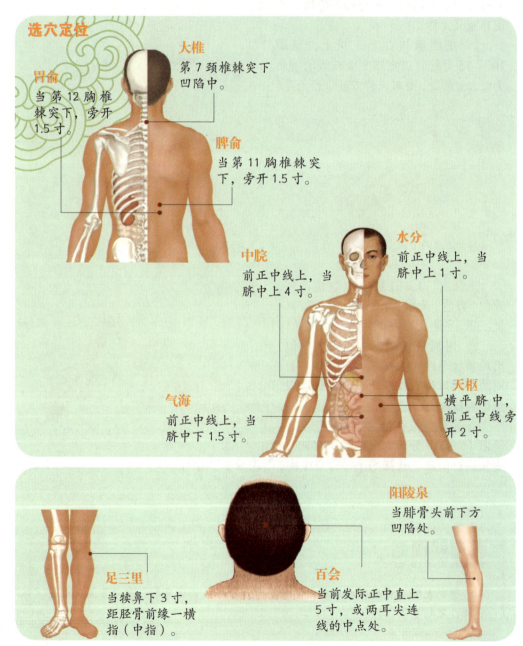

选穴定位

胃俞
当第 12 胸椎棘突下，旁开 1.5 寸。

大椎
第 7 颈椎棘突下凹陷中。

脾俞
当第 11 胸椎棘突下，旁开 1.5 寸。

中脘
前正中线上，当脐中上 4 寸。

水分
前正中线上，当脐中上 1 寸。

气海
前正中线上，当脐中下 1.5 寸。

天枢
横平脐中，前正中线旁开 2 寸。

足三里
当犊鼻下 3 寸，距胫骨前缘一横指（中指）。

百会
当前发际正中直上 5 寸，或两耳尖连线的中点处。

阳陵泉
当腓骨头前下方凹陷处。

拔罐方法

方法一　让患者取坐位、俯卧（背部）或仰卧（腹部），以方便舒适为宜。分别把罐吸拔在脾俞、天枢、气海、中脘、水分、足三里、阳陵泉，留罐 10 ~ 15 分钟，以罐内皮肤充血或有瘀血拔出为度。起罐后，要对穴位皮肤进行消毒，以免皮肤感染。这样的治疗隔日 1 次，10 次为 1 个疗程，每个疗程间隔 7 天。

方法二　1. 让患者取俯卧位，允分暴露背部，对大椎、脾俞、胃俞进行消毒。

2. 用三棱针点刺已消毒的穴位，以微微出血为度。

3. 把罐吸拔在点刺过的穴位上，留罐 10 ~ 15 分钟。对百会直接拔罐即可，留罐 5 ~ 10 分钟。以上操作隔日 1 次。

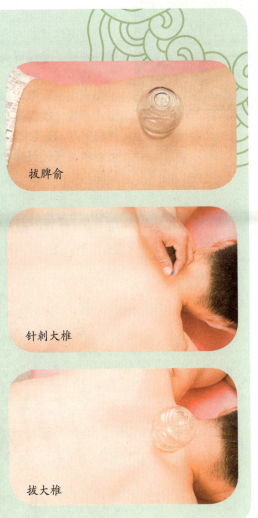

拔脾俞

针刺大椎

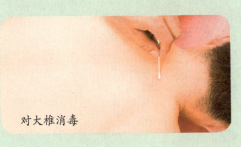

对大椎消毒

拔大椎

食疗良方
SHI LIAO LIANG FANG

猪肚莲子山药粥

配方：猪肚 1 只，莲子、山药各 50 克，糯米 100 克。

制作：将猪肚去除脂膜，洗净切碎，莲子、山药捣碎，和糯米同放锅内，加水，文火煮粥。

食法：早晚 2 次食完，隔日 1 剂。10 天为 1 个疗程。

功效：猪肚"为补脾胃之要品"，山药、莲子、糯米补中益气而养胃阴。脾胃得补，则中气健旺，下垂的脏器即可回归正常位置。

胃　炎

胃炎是胃黏膜炎症的统称，是一种常见病，可分为急性和慢性两类。急性胃炎常见的为单纯性和糜烂性两种。前者表现为上腹不适、疼痛、厌食和恶心、呕吐；后者以消化道出血为主要表现，有呕血和黑粪现象。中医认为，慢性胃炎多因长期情志不遂，饮食不节，劳逸失常，导致肝气郁结，脾失健运，胃脘失和，日久中气亏虚，从而引发种种症状。在相关穴位拔罐，可补中益气、健脾和胃，改善胃部不适，缓解胃痛，调整消化功能。

选穴定位

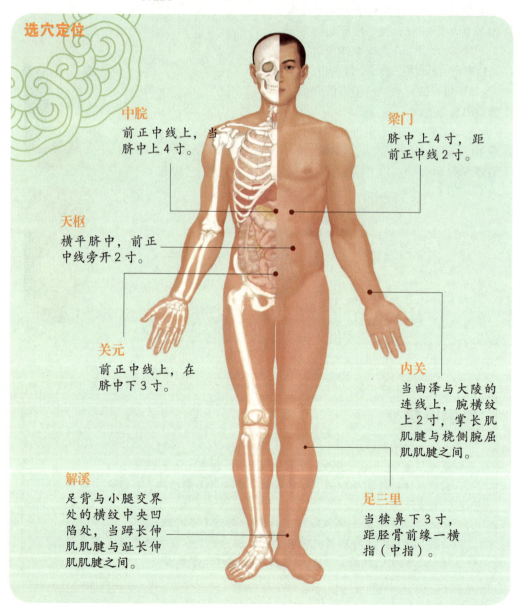

中脘
前正中线上，当脐中上4寸。

梁门
脐中上4寸，距前正中线2寸。

天枢
横平脐中，前正中线旁开2寸。

关元
前正中线上，在脐中下3寸。

内关
当曲泽与大陵的连线上，腕横纹上2寸，掌长肌肌腱与桡侧腕屈肌肌腱之间。

解溪
足背与小腿交界处的横纹中央凹陷处，当蹬长伸肌肌腱与趾长伸肌肌腱之间。

足三里
当犊鼻下3寸，距胫骨前缘一横指（中指）。

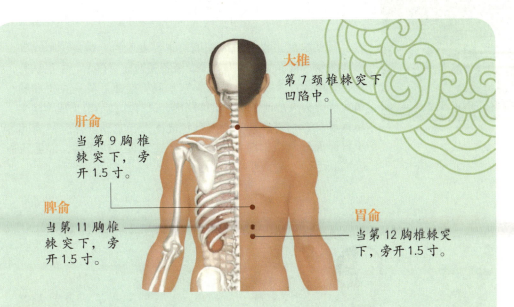

大椎
第 7 颈椎棘突下
凹陷中。

肝俞
当第 9 胸椎
棘突下，旁
开 1.5 寸。

脾俞
当第 11 胸椎
棘突下，旁
开 1.5 寸。

胃俞
当第 12 胸椎棘突
下，旁开 1.5 寸。

拔罐方法

方法一 1. 让患者取仰卧位，把罐吸拔在中脘、天枢、关元、内关、足三里、解溪上，留罐 10～15 分钟，以罐内皮肤充血为度。起罐后，要对穴位皮肤进行消毒处理。

2. 让患者取俯卧位，把罐吸拔在大椎上，留罐 10～15 分钟。此法可治疗急性胃炎。但对急性胃炎患者拔罐时，要待其症状缓解后，才能用拔罐辅助治疗。

方法二 1. 先让患者取仰卧位，对中脘、梁门、足三里进行消毒。在操作过程中，要注意保暖，防止患者受凉。

2. 用三棱针轻叩已消毒的穴位皮肤，以微微出血为度。在叩刺过程中，要安抚患者情绪，避免身体抖动。

3. 选择大小合适的罐体吸拔在叩刺过的穴位上，留罐 10～15 分钟。操作结束后，让患者采取俯卧位，用相同的方法叩刺肝俞、脾俞、胃俞，然后进行拔罐，留罐 10～15 分钟。

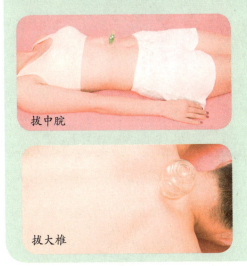

拔中脘

拔大椎

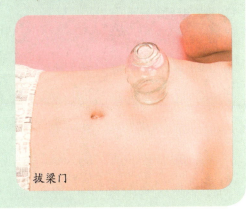

拔梁门

胃痉挛

胃痉挛就是胃部肌肉抽搐，主要表现为上腹痛、呕吐等。胃部溃疡、胃部受寒、胃炎等，极容易造成胃痉挛。中医认为，胃痉挛的发生多由饮食积滞、寒积肠胃造成。其病在胃和肠，属实或虚实夹杂证。患者素体阴虚，又有饮食不节（或不洁）、暴饮暴食，情志失调、肝气郁结之劣习，复感外寒，使寒邪客于胃府而致气机郁滞，胃失和降。在相关穴位拔罐，能够疏通经络、运行气血，有效缓解疼痛。

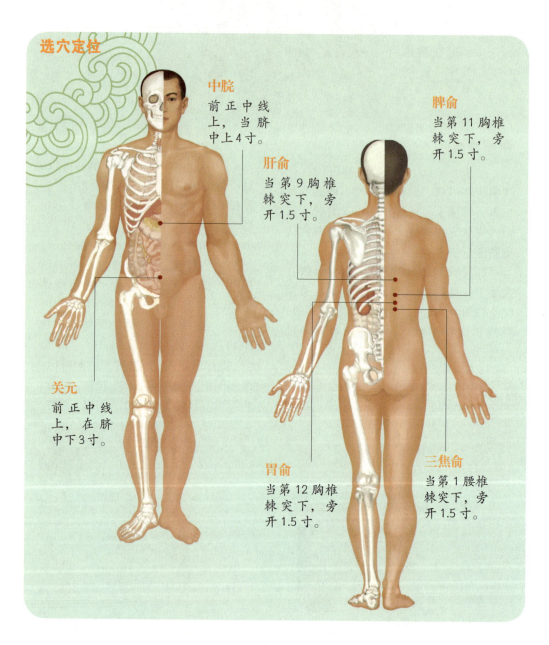

选穴定位

中脘
前正中线上，当脐中上4寸。

肝俞
当第9胸椎棘突下，旁开1.5寸。

脾俞
当第11胸椎棘突下，旁开1.5寸。

关元
前正中线上，在脐中下3寸。

胃俞
当第12胸椎棘突下，旁开1.5寸。

三焦俞
当第1腰椎棘突下，旁开1.5寸。

拔罐方法

方法一 1. 让患者采取俯卧位，充分暴露背部，在背上和罐口均匀地涂上适量润滑油。目的是防止走罐时拉伤皮肤。

2. 将罐吸拔在背部，再沿背部脊柱两侧的足太阳膀胱经循行走罐，走罐的重点穴位是肝俞、脾俞、胃俞，上下来回走罐数次，直至局部皮肤潮红。

3. 将罐吸拔在肝俞、脾俞、胃俞。留罐10分钟。起罐后，擦去皮肤上的润滑油，并对穴位皮肤进行消毒。

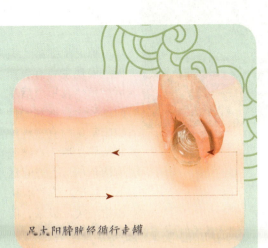
足太阳膀胱经循行走罐

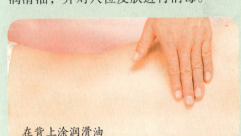
在背上涂润滑油

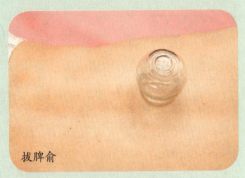
拔脾俞

方法二 1. 让患者取俯卧位，暴露背部，对肝俞、脾俞、三焦俞进行消毒。因拔罐时间较长，在拔罐中要注意保暖。

2. 用三棱针轻叩已消毒穴位皮肤，以微微出血为度。在针刺过程中要不断询问患者的感受，防止患者精神紧张而身体抖动。

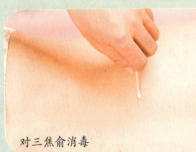
对三焦俞消毒

3. 迅速把罐吸拔在针刺过的穴位上，留罐10～15分钟。背部拔罐结束后，再让患者采取仰卧位，对中脘、关元用同样的方法拔罐，留罐10～15分钟。这样的治疗每日1次，2～3次见效。

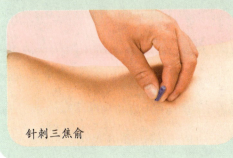
针刺三焦俞

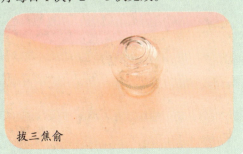
拔三焦俞

肠 炎

　　肠炎是细菌、病毒、真菌和寄生虫等引起的小肠炎和结肠炎。表现主要有腹痛、腹泻、稀水便或黏液脓血便。部分患者可有发热及里急后重，故亦称感染性腹泻。肠炎按病程长短不同，分为急性和慢性两类。慢性肠炎病程一般在 2 个月以上，临床常见的有慢性细菌性痢疾、慢性阿米巴痢疾、血吸虫病、非特异性溃疡性结肠炎和局限性肠炎等。中医认为，结肠炎多为饮食不洁，或起居不慎致脾胃受损，运化失常，酿生湿浊，下注肠道，腑气不利，气血凝滞或夹瘀夹湿，伤及肠络而引发。在相关穴位拔罐，能够调整胃肠机能，提高机体免疫力，改善症状。

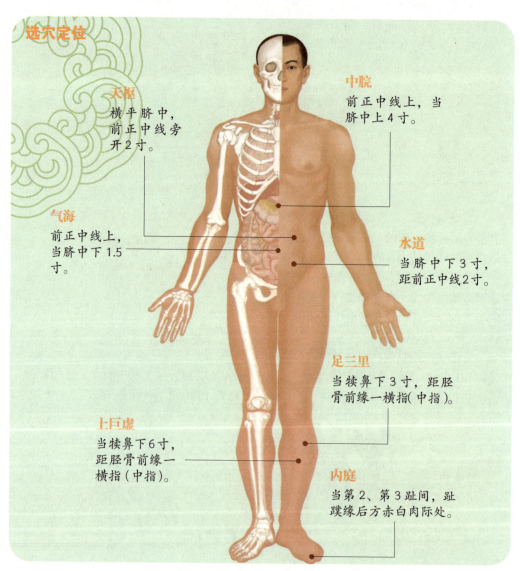

选穴定位

天枢
横平脐中，前正中线旁开 2 寸。

中脘
前正中线上，当脐中上 4 寸。

气海
前正中线上，当脐中下 1.5 寸。

水道
当脐中下 3 寸，距前正中线 2 寸。

足三里
当犊鼻下 3 寸，距胫骨前缘一横指（中指）。

上巨虚
当犊鼻下 6 寸，距胫骨前缘一横指（中指）。

内庭
当第 2、第 3 趾间，趾蹼缘后方赤白肉际处。

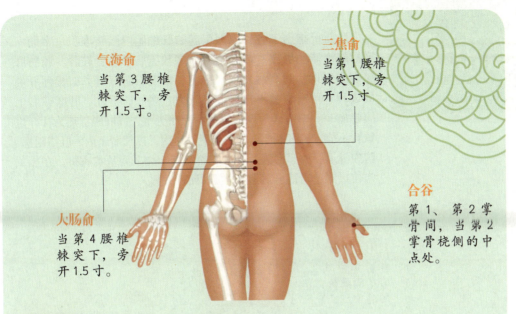

气海俞
当第3腰椎
棘突下，旁
开1.5寸。

三焦俞
当第1腰椎
棘突下，旁
开1.5寸

大肠俞
当第4腰椎
棘突下，旁
开1.5寸。

合谷
第1、第2掌
骨间，当第2
掌骨桡侧的中
点处。

拔罐方法

方法一 1.让患者取坐位，对合谷、天枢、足三里、上巨虚、内庭进行消毒。消毒过程中要注意缓解患者紧张情绪。

2.用三棱针轻叩已消毒的穴位，以微微出血为度。此操作要求施罐者有一定的医学知识。

3.把罐吸拔在叩刺过的穴位上，留罐10～15分钟。起罐后，要对穴位皮肤进行消毒，以防感染。这样的治疗每日1次，3次为1个疗程。此法适用于湿热泄泻型肠炎。

方法二 1.让患者取坐位、俯卧（背部）或仰卧（腹部），以方便舒适为宜。分别对三焦俞、气海俞、大肠俞、中脘、天枢、气海、水道、足三里进行拔罐，各留罐15～20分钟。注意：要在合适的体位上拔完一部分穴位，再转换体位，拔另一部分穴位。整个拔罐过程时间较长，要注意保暖。

2.起罐后，用艾条温灸各穴位，每穴灸5分钟。在艾灸过程中，要不断询问患者感受，避免烫伤患者。这样的治疗每日1次，病愈即止。

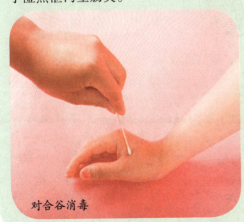

对合谷消毒

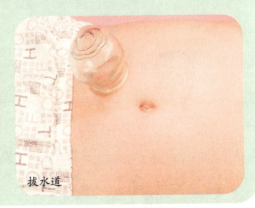

拔水道

脂肪肝

脂肪肝指由于各种原因引起的肝细胞内脂肪堆积过多的病变。轻度脂肪肝仅有疲乏感，而多数脂肪肝患者较胖。脂肪肝患者多于体检时偶然发现。中度、重度脂肪肝有类似慢性肝炎的表现，可有食欲不振、疲倦乏力、恶心、呕吐、肝区或右上腹隐痛等。中医认为该病以气滞血瘀为本，以肝胆湿热为标，以饮食不节、情绪不佳、肝失疏泄为诱因，以气滞于内、肝络阻塞、脾失健运、浊邪害清、气血痰瘀互结于胁下为基本病机。在相关穴位拔罐，可疏肝利胆，增强肝脏功能。

选穴定位

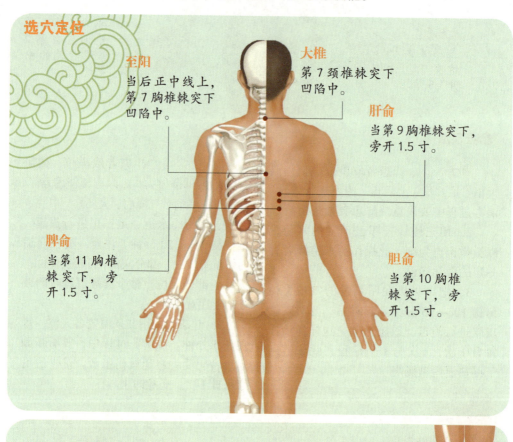

至阳
当后正中线上，第7胸椎棘突下凹陷中。

大椎
第7颈椎棘突下凹陷中。

肝俞
当第9胸椎棘突下，旁开1.5寸。

脾俞
当第11胸椎棘突下，旁开1.5寸。

胆俞
当第10胸椎棘突下，旁开1.5寸。

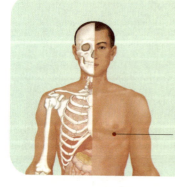

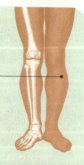

足三里
当犊鼻下3寸，距胫骨前缘一横指（中指）。

期门
当乳头直下，第6肋间隙，前正中线旁开4寸。

拔罐方法

方法一 1. 让患者取俯卧位，对大椎、肝俞、脾俞穴位皮肤进行消毒。此次拔罐也可取至阳、期门、胆俞进行刺络拔罐，但应和第一组穴位交替使用。

2. 消毒后，在穴位上用三棱针点刺 2～3 下，以出血为度。点刺时力度要适中，穴位要找准确，以免刺伤患者皮肤。

3. 每点刺完 1 个穴位，就把罐迅速吸拔在穴位上，留罐 10～15 分钟。起罐后，要对拔罐部位进行消毒，以防感染。这样的治疗每日 1 次，10 次为 1 个疗程。

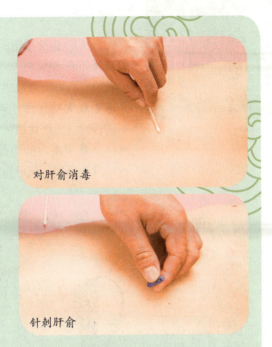

对肝俞消毒

针刺肝俞

方法二 1. 让患者取俯卧位，对脾俞、肝俞穴位皮肤进行消毒。施罐者在消毒过程中要缓解患者紧张情绪，转移其注意力。

2. 消毒后，用三棱针点刺选中的穴位，以微微出血为度。使用刺络拔罐法时，施罐者一定要会针灸，否则易发生危险。

3. 把罐吸拔在点刺过的穴位上，留罐 10～15 分钟。起罐后，对穴位皮肤进行消毒，以免感染。对期门和足三里用同样的方法拔罐，留罐 10～15 分钟。这样的治疗每日 1 次，10 次为 1 个疗程。

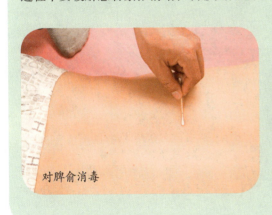

对脾俞消毒

温馨小贴士
WEN XIN XIAO TIE SHI

脂肪肝的治疗还需要调整饮食结构，纠正营养失衡，以及坚持合理的锻炼，控制理想体重，并树立健康生活的理念，纠正不良行为等。

慢性胆囊炎

慢性胆囊炎系指胆囊慢性炎症性病变，大多为慢性结石性胆囊炎（占85%～95%），少数为非结石性胆囊炎，如伤寒带菌者。本病可由急性胆囊炎反复发作迁延而来，也可慢性起病。临床表现无特异性，常见的是右上腹或心窝部隐痛，食后饱胀不适，嗳气，进食油腻食物后可有恶心，偶有呕吐。中医认为，慢性胆囊炎多为肝胆郁热、疏泄失常所致。在相关穴位拔罐，可以清利肝胆、疏肝行气、调理气机。

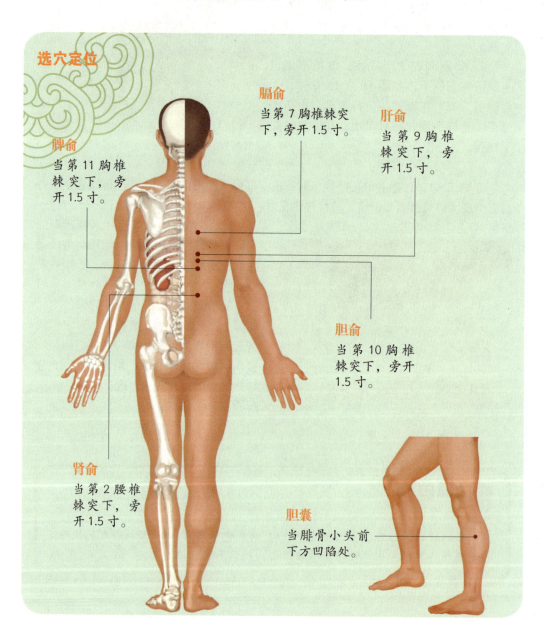

选穴定位

膈俞
当第7胸椎棘突下，旁开1.5寸。

肝俞
当第9胸椎棘突下，旁开1.5寸。

脾俞
当第11胸椎棘突下，旁开1.5寸。

胆俞
当第10胸椎棘突下，旁开1.5寸。

肾俞
当第2腰椎棘突下，旁开1.5寸。

胆囊
当腓骨小头前下方凹陷处。

拔罐方法

方法一 让患者采用俯卧位，将大小适中的罐吸拔在胆囊、肝俞、胆俞，留罐 15 ~ 20 分钟。每日治疗 1 次，10 次为 1 个疗程。

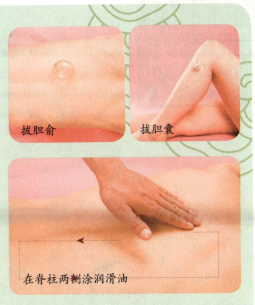

拔胆俞　　拔胆囊

方法二 1. 在背部脊柱两侧涂上润滑油，必要时在罐口也涂上润滑油，以免走罐时拉伤皮肤。

在脊柱两侧涂润滑油

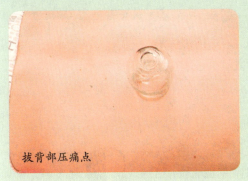

拔背部压痛点

2. 在背部脊椎两侧的膈俞、肝俞、胆俞、脾俞、肾俞走罐，以皮肤潮红为度。

3. 在背部和下肢压痛点先闪罐 7 ~ 10 次，再留罐 15 分钟。每日 1 次，痛止即止。

温馨小贴士
WEN XIN XIAO TIE SHI

慢性胆囊炎是胆囊的慢性炎症性病变，多发生于中老年人，约有 70% 的患者合并有胆囊结石。如能积极治疗，大部分患者的病情能够得到控制。部分患者因治疗不彻底或机体抵抗力降低，可反复发作。少数长期慢性胆囊炎及合并胆道结石阻塞的患者，可引起急性胰腺炎或胆汁性肝硬化。

慢性胆囊炎的膳食，应根据病情给予低脂肪、低胆固醇的半流质食物或低脂肪、低胆固醇的软食。低脂肪：指脂肪总量以每日 20 ~ 30 克为宜，并把这些脂肪总量分在各餐中。低胆固醇：指忌食含胆固醇较高的食物，如蛋黄、脑、肝、肾及鱼子等。因鱼油中含大量多烯酸，能降低血中胆固醇水平，所以平日可多食用些鱼类食物；避免便秘发生，因其能影响胆汁的排出，所以适当多食用些含粗纤维的蔬菜和水果。

呃 逆

呃逆俗称"打嗝"，是指气逆上冲，喉间呃呃连声，声短而频繁，不能自制的一种病症，甚则妨碍谈话、咀嚼、呼吸、睡眠等。呃逆可单独发生，持续数分钟至数小时后不治而愈，但也有个别病例反复发生，虽经多方治疗仍迁延数月不愈。多在寒凉刺激，饮食过急、过饱，情绪激动，疲劳，呼吸过于深频等诱因下引发。中医认为，呃逆主要由于饮食不节，正气亏虚，胃气上逆导致。在相关穴位拔罐，可以和胃降逆、调气理膈，从而缓解症状。

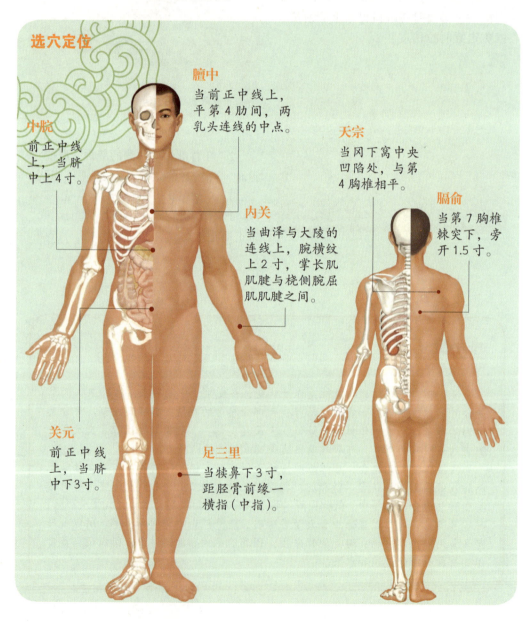

选穴定位

膻中
当前正中线上，平第4肋间，两乳头连线的中点。

中脘
前正中线上，当脐中上4寸。

天宗
当冈下窝中央凹陷处，与第4胸椎相平。

内关
当曲泽与大陵的连线上，腕横纹上2寸，掌长肌肌腱与桡侧腕屈肌肌腱之间。

膈俞
当第7胸椎棘突下，旁开1.5寸。

关元
前正中线上，当脐中下3寸。

足三里
当犊鼻下3寸，距胫骨前缘一横指（中指）。

拔罐方法

方法一 分两组穴位，一组为天宗、中脘，一组为膈俞、膻中。把罐吸拔在其中一组穴位上，留罐15~20分钟。每日1~2次。两组穴位交替使用。若患者呃逆不止，就在天宗、中脘、膈俞、膻中4个穴位拔罐，留罐15~20分钟，每日1~2次，直到症状消失。

方法二 选择两组主穴，一组为膈俞、关元、中脘；一组为内关、天宗、足三里。若患者胃寒，配穴上脘、脾俞、胃俞；若患者胃热，配穴巨阙；若患者肝气郁滞，配穴膻中、太冲、肝俞；若患者脾阳衰，配穴脾俞、肾俞、天突；若患者胃阴不足，配穴胃俞、三阴交。拔罐时可根据病情选择一组配穴，再任选一组主穴，留罐15~20分钟。每日1次，病重者每日2次。

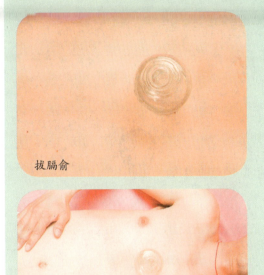

拔膈俞

拔膻中

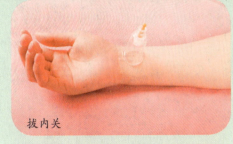

拔内关

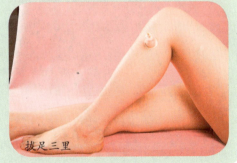

拔足三里

温馨小贴士
WEN XIN XIAO TIE SHI

拔罐对本病有较好的疗效。在预防和护理方面要注意以下几点。

1. 注意日常饮食，少食生冷食物，吃饭时注意力集中，细嚼慢咽，不大声说话，不看书报，不暴饮暴食。

2. 注意胃脘部保暖，调适情志，心情开朗，多做户外锻炼。

3. 如呃逆见于危重病后期，正气虚败，饮食不进，出现虚脱倾向者，预后不良，应及时送医院诊治。

慢性肾炎

慢性肾小球肾炎简称为慢性肾炎，系指以蛋白尿、血尿、高血压、水肿为基本临床表现，起病方式各有不同，病情迁延，病变缓慢进展，可以不同程度的肾功能减退，最终将发展为慢性肾衰竭的一组肾小球病。中医认为慢性肾炎的主因与寒湿的侵袭有关。寒湿可致身体沉重，腹大胫肿。慢性肾炎的水肿多属阴水虚证的范畴，其因素必与脾肾虚损有关。在相关穴位拔罐，可以益肾调经，提高机体抗病能力。

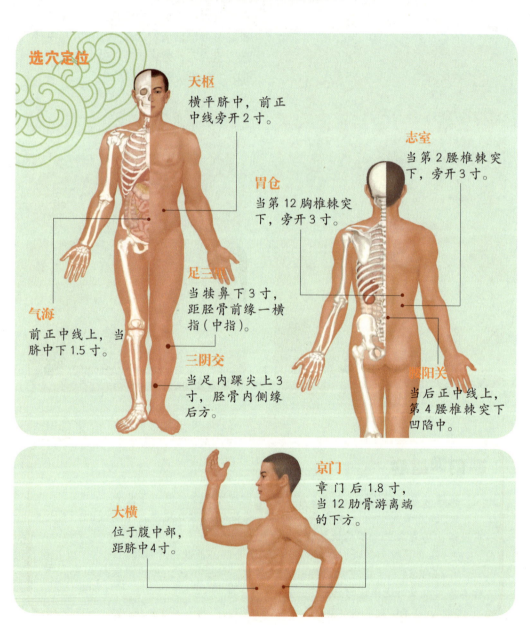

选穴定位

天枢
横平脐中，前正中线旁开2寸。

志室
当第2腰椎棘突下，旁开3寸。

胃仓
当第12胸椎棘突下，旁开3寸。

足三里
当犊鼻下3寸，距胫骨前缘一横指（中指）。

气海
前正中线上，当脐中下1.5寸。

三阴交
当足内踝尖上3寸，胫骨内侧缘后方。

腰阳关
当后正中线上，第4腰椎棘突下凹陷中。

京门
章门后1.8寸，当12肋骨游离端的下方。

大横
位于腹中部，距脐中4寸。

拔罐方法

方法一 让患者取合适体位，将罐吸拔在天枢、气海、腰阳关、足三里、三阴交及第 11 ~ 12 胸椎棘突间、第 1 ~ 2 腰椎棘突间。留罐 15 ~ 20 分钟，每日或隔日 1 次。

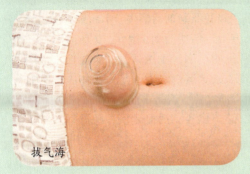

拔气海

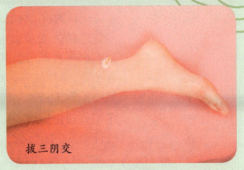

拔三阴交

方法二 让患者取侧卧位，把罐吸拔在志室、胃仓、京门、大横，留罐 10 分钟。每日 1 次。在拔罐过程中，若患者身体不适应立即取罐，休息后再拔。

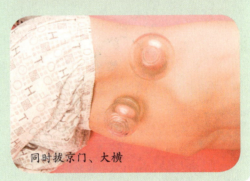

同时拔京门、大横

食疗良方
SHI LIAO LIANG FANG

黄芪粥 生黄芪 30 ~ 60 克，粳米 60 克，陈皮末 10 克。先将黄芪煎汤去渣，然后入粳米煮成粥，粥成时加入陈皮末即可。本方能改善肾脏功能，消除尿蛋白，增强体质。

芡实白果粥 芡实 30 克，白果 10 克，糯米 30 克。将白果去壳，与芡实、糯米共入锅中加水熬煮成粥。肾病属脾虚湿盛而见小便淋浊，尿中大量蛋白排出者，可长期服用。

黑豆炖猪肉 黑豆 50 克，瘦肉 100 克。先将猪肉于水中煮开，弃汤，再与黑豆共炖至烂，适当加入调味品，食肉饮汤。本方有补肾、利尿、健脾等作用。

鲫鱼灯心粥 鲫鱼 200 克(去鳞及内脏)，灯心草 6 克，大米 50 克，同熬成粥，去灯心草，食粥吃鱼。本方具有利水和补充蛋白的作用。

杞子核桃粥 枸杞 30 克，核桃肉 20 克，粳米 50 克，同熬成粥。早晚食用。本方具有补肾健脾、消除尿蛋白的作用。

心绞痛

　　心绞痛是指冠状动脉粥样硬化狭窄导致冠状动脉供血不足，心肌暂时缺血缺氧所引起的以心前区疼痛为主要临床表现的一组综合征。其特点为阵发性的前胸压榨性疼痛，可伴有其他症状，疼痛主要位于胸骨后部，可放射至心前区与左上肢，常发生于劳动或情绪激动时，每次发作 3 ～ 5 分钟，可数日一次，也可一日数次，休息或用硝酸酯制剂后消失。本病多见于男性，多数患者在 40 岁以上，劳累、情绪激动、饱食、受寒、阴雨天气、急性循环衰竭等为其常见的诱因。中医认为"人年四十，阴气自半"，肾气已虚，鼓动血脉运行之力不足，机体内已有血行迟缓，聚湿生痰，瘀而不通之势，这是本病发生的前提和基础。在相关穴位拔罐，可以健脾化痰、活血化瘀、疏肝理气，从而改善相关功能状态。

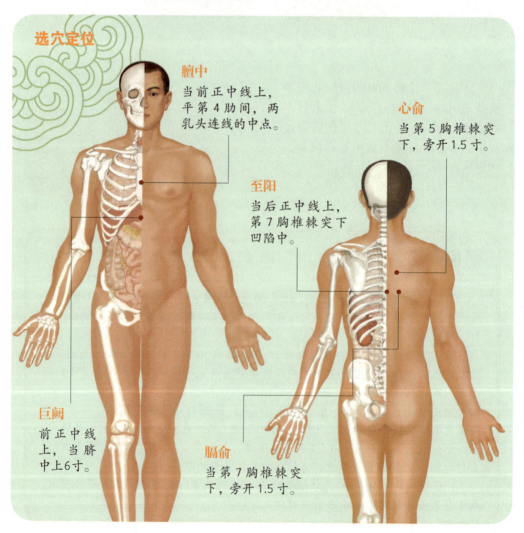

选穴定位

膻中
当前正中线上，平第 4 肋间，两乳头连线的中点。

心俞
当第 5 胸椎棘突下，旁开 1.5 寸。

至阳
当后正中线上，第 7 胸椎棘突下凹陷中。

巨阙
前正中线上，当脐中上 6 寸。

膈俞
当第 7 胸椎棘突下，旁开 1.5 寸。

拔罐方法

方法一 1. 当心绞痛发作时，让患者取俯卧位，对至阳区域皮肤消毒。此时施罐者要注意缓解患者紧张情绪，并转移其注意力。

2. 穴位皮肤消毒后，用已消毒的三棱针点刺至阳，以微微出血为度。施罐者要有一定的针灸知识，以免手法不正确或针刺力度过大，影响治疗。

3. 将罐吸拔在至阳上，留罐5分钟。疼痛可快速缓解。起罐后，用酒精棉球擦去血迹，适当消毒以防感染。

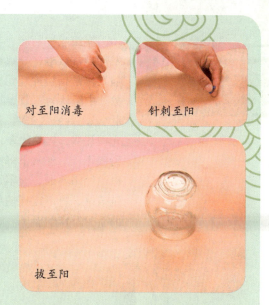

对至阳消毒

针刺至阳

拔至阳

方法二 让患者取坐位、俯卧（背部）或仰卧（腹部），以方便舒适为宜。把罐吸拔在心俞、膻中、巨阙、膈俞，留罐10分钟，患者疼痛即可得到缓解。因心绞痛患者一般年龄都较大，对他们拔罐时要不断询问其感受，以免出现危险。

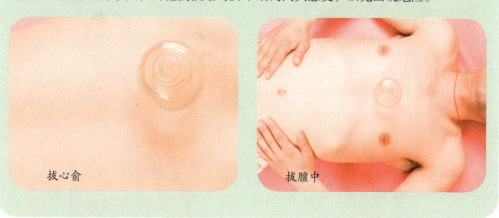

拔心俞

拔膻中

温馨小贴士
WEN XIN XIAO TIE SHI

在日常生活中，心绞痛患者应注意休息，平时还应注意劳逸结合，保证充足的睡眠。

心绞痛患者应注意节制房事，尤其在发作期间更应注意，以免因过度兴奋引起不测，甚至危及生命。

保持情绪稳定。在日常生活中，心绞痛患者应心胸开阔，凡事泰然处之。切不要为一点小事，大动肝火，要保持良好的心情。

癫痫

　　癫痫或称脑痫、羊痫、羊角风、猪脚疯，是大脑神经元突发性异常放电，导致短暂的大脑功能障碍的一种慢性疾病。癫痫发作是指脑神经元异常和过度超同步化放电所造成的临床现象。中医认为，癫痫的发生是由风、火、痰、瘀为患，导致心、肝、脾、肾脏气失调，肝肾阴虚，阴虚则阳亢，阳亢则肝风内动，亢而热盛，热盛化火，火极生风，风火相助为患，另脾虚失运、清气不升、浊气下降则痰涎内结，痰迷心窍，心血不遂而瘀，瘀则经络不通，痰阻血瘀上扰清窍，终致癫痫发作。在相关穴位拔罐，可以定痫熄风、平肝泻火、祛痰开窍、活血化瘀，从而减少发作的概率。

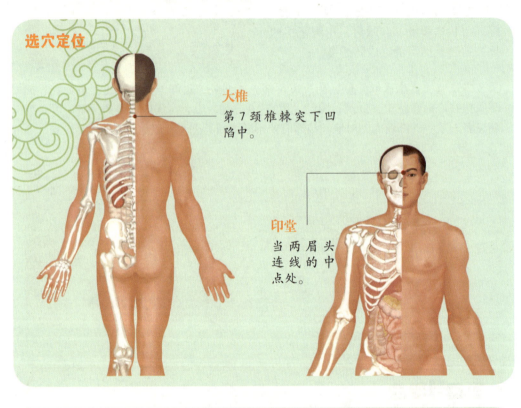

选穴定位

大椎
第 7 颈椎棘突下凹陷中。

印堂
当两眉头连线的中点处。

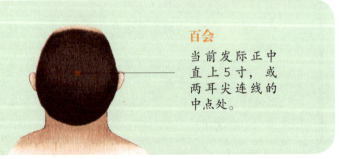

百会
当前发际正中直上 5 寸，或两耳尖连线的中点处。

拔罐方法

方法一 1. 让患者取俯卧位，对大椎所在部位消毒。同时，施罐者要安抚患者情绪，以免患者精神过于紧张，影响治疗。

2. 对穴位皮肤消毒后，用2寸毫针以30度角由大椎刺入约1.5寸深，若患者有触电感并传至四肢，应立即出针。此操作要求施罐者一定要会针灸，且操作熟练。

3. 出针后，立即将罐吸拔在大椎上，留罐10分钟，2日1次。

方法二 1. 让患者取合适体位，对百会、印堂进行消毒。拔罐前要对患者说明，拔罐会在面部留罐印，影响美观，但3～5日后即可消除。

2. 用三棱针点刺已消毒的穴位，使之微微出血。施罐者手法要熟练，要把握好针刺的力度，过大或过小都会影响治疗效果。

3. 用抽气罐法把罐吸拔在点刺过的穴位上，留罐10分钟，每日1次。起罐后用酒精棉球擦去血迹，以免皮肤感染。

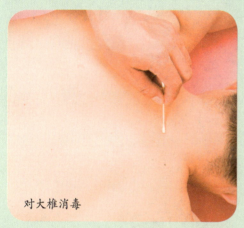

对大椎消毒

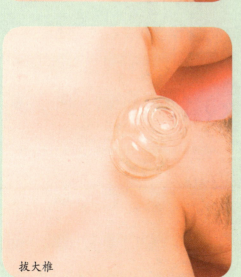

拔大椎

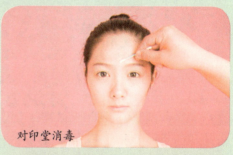

对印堂消毒

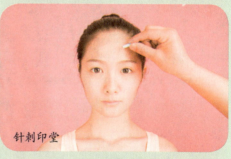

针刺印堂

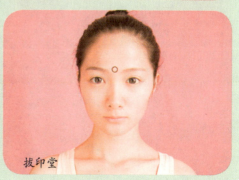

拔印堂

糖尿病

糖尿病是一组以高血糖为特征的代谢性疾病。高血糖是由于胰岛素分泌缺陷或其生物作用受损，或两者兼有引起的。临床上早期无症状，至症状期才有多食、多饮、多尿、烦渴、善饥、消瘦或肥胖、疲乏无力等症候群，久病者常伴发心脑血管、肾、眼及神经等病变。中医认为，糖尿病的基本病机是阴虚燥热，津液不足，病变涉及肺、胃、肾，且肺燥、胃热、肾虚可同时存在。在相关穴位拔罐，能清热润燥、养阴生津。

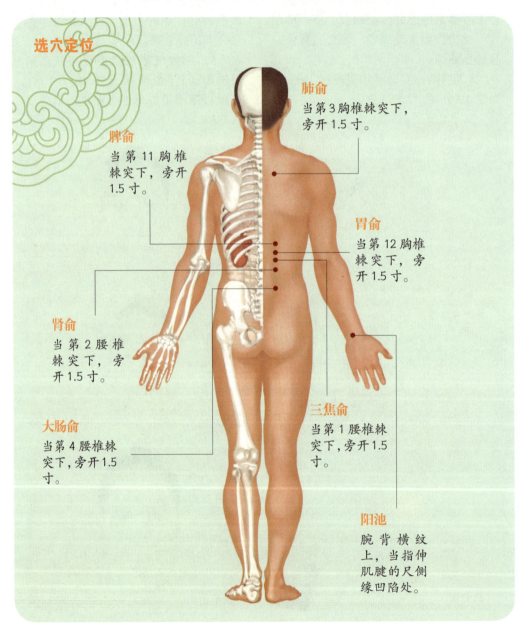

选穴定位

肺俞
当第3胸椎棘突下，旁开1.5寸。

脾俞
当第11胸椎棘突下，旁开1.5寸。

胃俞
当第12胸椎棘突下，旁开1.5寸。

肾俞
当第2腰椎棘突下，旁开1.5寸。

三焦俞
当第1腰椎棘突下，旁开1.5寸。

大肠俞
当第4腰椎棘突下，旁开1.5寸。

阳池
腕背横纹上，当指伸肌腱的尺侧缘凹陷处。

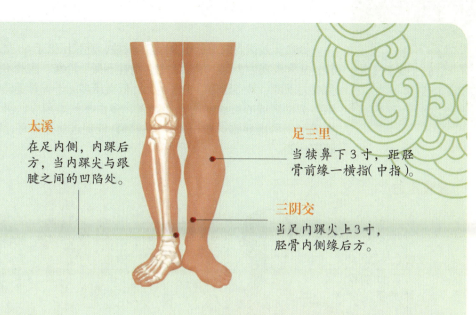

太溪
在足内侧，内踝后方，当内踝尖与跟腱之间的凹陷处。

足三里
当犊鼻下3寸，距胫骨前缘一横指(中指)。

三阴交
当足内踝尖上3寸，胫骨内侧缘后方。

拔罐方法

　　方法一　让患者取坐位或俯卧（背部），以方便舒适为宜。分别在肺俞、脾俞、三焦俞、肾俞、足三里、三阴交、太溪拔罐10分钟，每日治疗1次。拔罐时可一次把罐全部吸拔在上述穴位上，也可分开拔罐，即拔完一个穴位再拔另一个穴位。

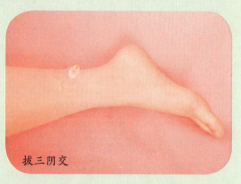
拔三阴交

　　方法二　1.先让患者取俯卧位，暴露出背部，然后将罐吸拔在肾俞、肺俞、胃俞、大肠俞。拔罐过程中，注意保暖。每次拔罐可选择背部一侧的穴位，下次可选择另一侧。

　　2.让患者取坐位，以方便舒适为宜。手平伸，在阳池拔罐。留罐15~20分钟。每日1次，10次为1个疗程。起罐后，对拔罐部位进行消毒，以免感染。

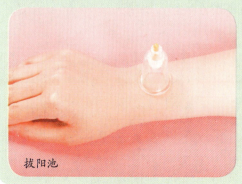
拔阳池

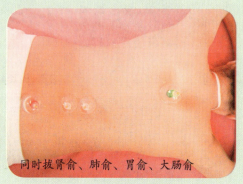
同时拔肾俞、肺俞、胃俞、大肠俞

低血压

低血压是指收缩压低于 90 毫米汞柱，舒张压低于 60 毫米汞柱，常常表现为头晕、倦怠乏力、精神不振、胃寒、四肢不温、免疫力下降、易感冒等。中医认为，低血压多见于脾胃虚弱者，脑力劳动者或心脏脆弱的老年患者，多由于气虚阳虚，阴血亏虚或气阴两虚导致。在相关穴位拔罐，能促进血液循环，改善脏腑功能。

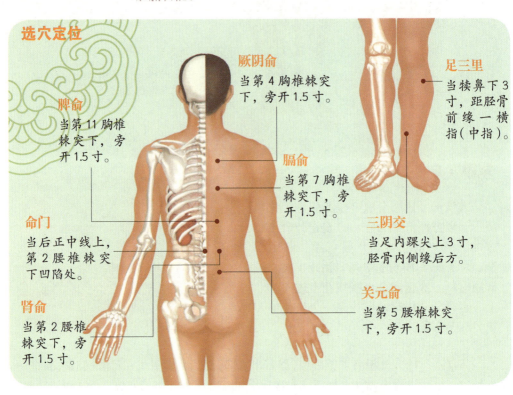

选穴定位

厥阴俞
当第 4 胸椎棘突下，旁开 1.5 寸。

足三里
当犊鼻下 3 寸，距胫骨前缘一横指（中指）。

脾俞
当第 11 胸椎棘突下，旁开 1.5 寸。

膈俞
当第 7 胸椎棘突下，旁开 1.5 寸。

命门
当后正中线上，第 2 腰椎棘突下凹陷处。

三阴交
当足内踝尖上 3 寸，胫骨内侧缘后方。

肾俞
当第 2 腰椎棘突下，旁开 1.5 寸。

关元俞
当第 5 腰椎棘突下，旁开 1.5 寸。

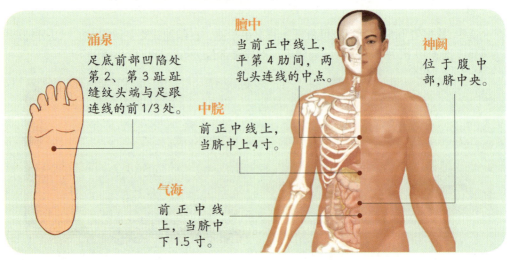

涌泉
足底前部凹陷处第 2、第 3 趾趾缝纹头端与足跟连线的前 1/3 处。

膻中
当前正中线上，平第 4 肋间，两乳头连线的中点。

神阙
位于腹中部，脐中央。

中脘
前正中线上，当脐中上 4 寸。

气海
前正中线上，当脐中下 1.5 寸。

拔罐方法

方法一　1. 让患者取坐位或仰卧（腹部），以方便舒适为宜。把罐吸拔在膻中、中脘、气海、足三里、三阴交上，留罐 10 ~ 15 分钟。在拔罐过程中，注意保暖。

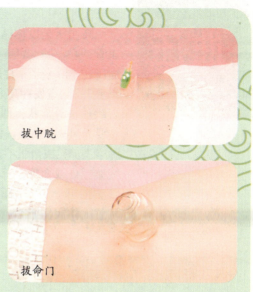
拔中脘

拔命门

2. 让患者取俯卧位，把罐吸拔在膈俞、脾俞、肾俞、关元俞、涌泉上，留罐 10 ~ 15 分钟。这样的治疗每日 1次，7 ~ 10 次为 1 个疗程。

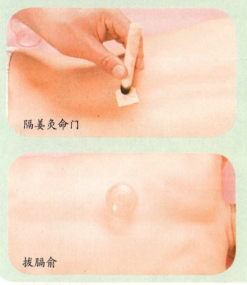
隔姜灸命门

拔膈俞

方法二　1. 让患者取坐位，把姜片敷在命门、神阙、曲池、厥阴俞、足三里上，用艾条隔姜灸 2 ~ 3 分钟，至局部温热为止。艾灸时要防止烫伤皮肤。

2. 立即把罐吸拔在灸过的穴位上，留罐 15 ~ 20 分钟。每日 1 次，10 次为1 个疗程，2 个疗程之间间隔 7 天。患者如果头晕可加拔太阳、额中。

温馨小贴士
WEN XIN XIAO TIE SHI

在预防和护理方面要注意以下几点。

1. 适当加强锻炼。加强锻炼，提高身体素质，改善神经、血管的调节功能，加速血液循环，可减少直立性低血压的发作。老年人锻炼应根据环境条件和自己的身体情况选择运动项目，如太极拳、散步、健身操等。

2. 调整饮食。每餐不宜吃得过饱，因为太饱会使回流心脏的血液相对减少；低血压的老人每日清晨可饮些淡盐开水，或吃稍咸的饮食以增加饮水量，较多的水分进入血液可增加血容量，从而提高血压；适量饮茶，因茶中的咖啡因能兴奋呼吸中枢及心血管系统；适量饮酒（葡萄酒最好，或饮适量啤酒，不宜饮烈性白酒），可使交感神经兴奋，加快血流速度，促进心脏功能，降低血液黏稠度。

高血压

　　高血压是以体循环动脉血压增高为主要临床特征，并伴有血管、心、脑、肾等器官病理性改变的全身性疾病。成年人收缩压在 140 毫米汞柱以上，和（或）伴有舒张压在 90 毫米汞柱以上，排除继发性高血压，并伴有头痛、头晕、耳鸣、健忘、失眠、心跳加快等症状，即可确诊为高血压。中医认为，高血压病因主要为风火、痰浊内虚。其病机为气血阴阳失调，使脑髓空虚，脉络失养，或清阳不升，或火扰清窍。而肝阳上亢、痰浊中阻、气血亏虚或血瘀、肾阳不足则又是产生气血阴阳失调的病理基础。在相关穴位拔罐，可以通畅气血，疏导经络，拔除病气，调整人体阴阳平衡，增强人体抗病能力，最后达到扶正祛邪，治疗高血压的目的。

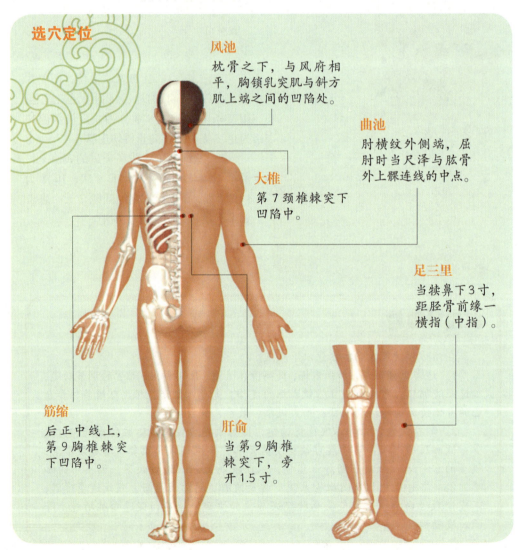

选穴定位

风池
枕骨之下，与风府相平，胸锁乳突肌与斜方肌上端之间的凹陷处。

曲池
肘横纹外侧端，屈肘时当尺泽与肱骨外上髁连线的中点。

大椎
第 7 颈椎棘突下凹陷中。

足三里
当犊鼻下 3 寸，距胫骨前缘一横指（中指）。

筋缩
后正中线上，第 9 胸椎棘突下四陷中。

肝俞
当第 9 胸椎棘突下，旁开 1.5 寸。

拔罐方法

方法一 1. 采用刺络拔罐法。让患者取坐位，对曲池、风池、足三里所在部位皮肤进行消毒。施罐者要缓解患者的情绪，不可使患者精神过于紧张或激动，以免影响治疗效果和患者的健康。

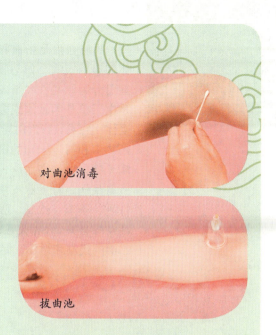

对曲池消毒

拔曲池

2. 把罐吸拔在已消毒的穴位上，留罐 10 ~ 15 分钟，每日 1 次。可根据症状不同，配以不同穴位进行拔罐。肝火亢盛型患者，加配太阳、风府、阳陵泉；阴虚阳亢型患者，加配肝俞、肾俞、三阴交、太冲；肾精不足型患者，加配血海、关元、阴陵泉、太溪、复溜。

方法二 1. 患者取俯卧位，对大椎、肝俞、筋缩所在部位皮肤进行消毒。施罐者一定要缓解患者的紧张情绪，以免患者对针刺感到害怕。

2. 消毒后，用三棱针或皮肤针叩刺已消毒的穴位，以略出血为度，叩刺面积要小于罐口。

3. 迅速将罐吸拔在叩刺过的穴位上，留罐 10 ~ 15 分钟。起罐后要擦干净血迹，用棉纱布包裹拔罐部位皮肤，以免感染。这样的治疗每日或隔日 1 次。

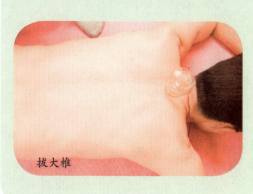

拔大椎

温馨小贴士
WEN XIN XIAO TIE SHI

　　用拔罐治疗高血压期间，要忌食辛辣有刺激性的食物，饮食应低盐、低脂，多食蔬菜、水果等清淡食物，戒除烟酒，调适情志，保持乐观，加强户外锻炼，可提高和巩固疗效。保证充足的睡眠，注意劳逸结合，保持心情愉悦，增强战胜疾病的信心。眩晕、头痛发作明显时可令患者闭目，安卧（或坐位），少做或不做旋转、弯腰等动作，以免诱发或加重病情，做悠缓、细匀的呼吸动作，或以手指按压印堂、太阳，使头面部经气舒畅，眩晕、头痛症状即可减轻。

高脂血症

高脂血症是指血脂水平过高，可直接引起一些严重危害人体健康的疾病，如动脉粥样硬化、冠心病、胰腺炎等。高脂血症可分为原发性和继发性两类。原发性与先天性和遗传有关，是由于单基因缺陷或多基因缺陷，使参与脂蛋白转运和代谢的受体、酶或载脂蛋白异常导致，或由于环境因素（饮食、营养、药物）和通过未知的机制导致。继发性多发生于代谢性紊乱疾病（糖尿病、高血压、黏液性水肿、甲状腺功能低下、肥胖、肝肾疾病、肾上腺皮质功能亢进），或与其他因素，如年龄、性别、季节、饮酒、吸烟、饮食、体力活动、精神紧张、情绪活动等有关。在相关穴位拔罐，可疏泄体内湿热，促进体内血液、水液的代谢和循环，促进脂类代谢，从而降低血脂水平。

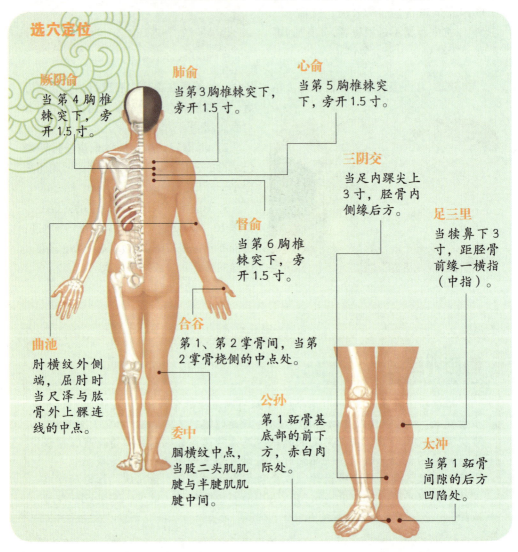

选穴定位

厥阴俞
当第4胸椎棘突下，旁开1.5寸。

肺俞
当第3胸椎棘突下，旁开1.5寸。

心俞
当第5胸椎棘突下，旁开1.5寸。

三阴交
当足内踝尖上3寸，胫骨内侧缘后方。

足三里
当犊鼻下3寸，距胫骨前缘一横指（中指）。

督俞
当第6胸椎棘突下，旁开1.5寸。

曲池
肘横纹外侧端，屈肘时当尺泽与肱骨外上髁连线的中点。

合谷
第1、第2掌骨间，当第2掌骨桡侧的中点处。

公孙
第1跖骨基底部的前下方，赤白肉际处。

太冲
当第1跖骨间隙的后方凹陷处。

委中
腘横纹中点，当股二头肌肌腱与半腱肌肌腱中间。

通里
当尺侧腕屈肌肌腱的桡侧缘，腕横纹上1寸。

间使
当曲泽与大陵的连线上，腕横纹上3寸，掌长肌肌腱与桡侧腕屈肌肌腱之间。

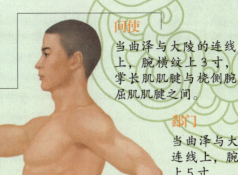

内关
当曲泽与大陵的连线上，腕横纹上2寸，掌长肌肌腱与桡侧腕屈肌肌腱之间。

郄门
当曲泽与大陵的连线上，腕横纹上5寸。

拔罐方法

方法一 让患者取坐位或俯卧（背部），以方便舒适为宜。分别把罐吸拔在肺俞、厥阴俞、心俞、督俞、曲池、合谷、郄门、间使、内关、通里、足三里、三阴交、公孙、太冲中的 5 ~ 7 个穴位上，留罐 10 分钟。起罐后对穴位皮肤进行消毒，以免皮肤感染。上述治疗每日 1 次。

方法二 1.让患者取俯卧位，对曲池、委中穴位皮肤进行消毒。在拔罐前要咨询患者有无不适合拔罐的病症，是否有出血倾向或体质虚寒。

2. 用消过毒的三棱针点刺已消毒的穴位 3 ~ 5 下，每穴出血 8 ~ 10 毫升。此操作要求施罐者能熟练使用针灸疗法，点刺的力度要恰到好处。

3. 针刺后，把罐拔在点刺过的穴位上，留罐 10 ~ 15 分钟。起罐后，擦干净血迹，并对穴位皮肤进行消毒处理。这样的治疗每日 1 次。

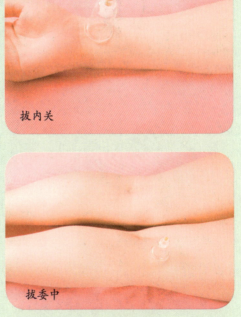

拔内关

拔委中

温馨小贴士
WEN XIN XIAO TIE SHI

血浆脂质主要来源于食物，通过控制饮食，可使血浆胆固醇水平降低 5% ~ 10%，同时有助于减肥。多数高脂蛋白血症Ⅲ型患者通过饮食治疗，同时纠正其他共存的代谢紊乱，常可使血脂水平降至正常。

冠心病

脂质代谢不正常时，血液中的脂质沉着在原本光滑的动脉内膜上，在动脉内膜一些类似粥样的脂类物质堆积而成白色斑块，称为动脉粥样硬化病变，此病变引起的心脏病，称为冠心病。这些斑块渐渐增多造成动脉腔狭窄，使血流受阻，导致心脏缺血，产生心绞痛。一般发作时为突感心前区疼痛，多为发作性绞痛或压榨痛，也可为憋闷感。冠心病的发作常常与季节变化、情绪激动、体力活动增加、饱食、大量吸烟和饮酒等有关。在相关穴位拔罐对缓解症状和减少冠心病发作次数有一定疗效。

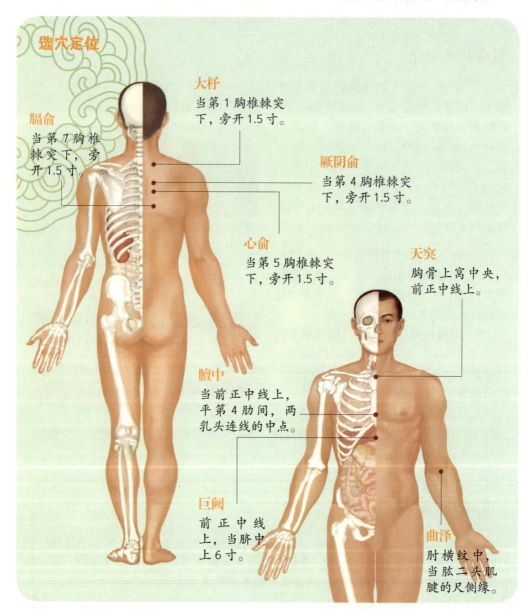

选穴定位

大杼
当第 1 胸椎棘突下，旁开 1.5 寸。

膈俞
当第 7 胸椎棘突下，旁开 1.5 寸。

厥阴俞
当第 4 胸椎棘突下，旁开 1.5 寸。

心俞
当第 5 胸椎棘突下，旁开 1.5 寸。

天突
胸骨上窝中央，前正中线上。

膻中
当前正中线上，平第 4 肋间，两乳头连线的中点。

巨阙
前正中线上，当脐中上 6 寸。

曲泽
肘横纹中，当肱二头肌腱的尺侧缘。

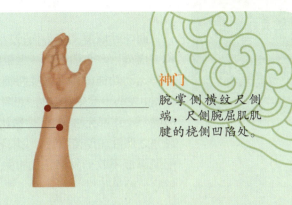

内关
当曲泽与大陵的连线上，腕横纹上2寸，掌长肌肌腱与桡侧腕屈肌肌腱之间。

神门
腕掌侧横纹尺侧端，尺侧腕屈肌肌腱的桡侧凹陷处。

拔罐方法

方法一 1. 让患者取俯卧位，在厥阴俞、心俞拔罐，留罐10~15分钟。在拔罐过程中，一定要注意不断询问患者的感受，以免患者出现胸闷、心悸等情况，从而诱发冠心病。

2. 让患者取坐位，手臂平放在桌面上，在内关、神门拔罐，留罐10~15分钟。

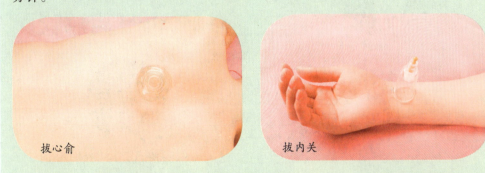

拔心俞

拔内关

方法二 1. 让患者取俯卧位，在足太阳膀胱经的大杼至膈俞所在部位涂上润滑油，必要时也在罐口涂上润滑油。然后把罐吸拔于皮肤上，沿足太阳膀胱经的大杼至膈俞来回走罐，至皮肤潮红为度。

2. 让患者取仰卧位，在任脉的天突至巨阙、手厥阴心包经的曲泽至内关部位涂抹润滑油，然后在上述部位来回走罐。若在冬季拔罐，一定要注意保暖，因为寒冷刺激会使心脏负担加重，诱发心绞痛等症状。

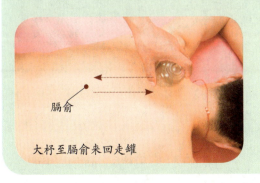

膈俞

大杼至膈俞来回走罐

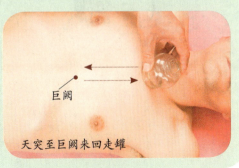

巨阙

天突至巨阙来回走罐

面神经麻痹

面神经麻痹又称为面神经炎、贝尔麻痹、亨特综合征，俗称"面瘫""歪嘴巴""歪歪嘴""吊线风"，是以面部表情肌群运动功能障碍为主要特征的一种常见病。一般症状为口眼歪斜，发病不受年龄限制。患者面部往往连最基本的抬眉、闭眼、鼓嘴等动作都无法完成。中医认为，面神经麻痹多由于脉络空虚，风寒之邪乘虚侵袭阳明、少阳脉络，导致经气阻滞，经脉失养，筋肌纵缓不收而发病。在相关穴位拔罐，可以疏散风邪，通络解痉，补足正气。

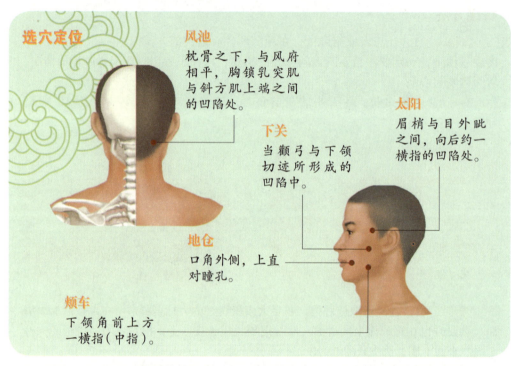

选穴定位

风池
枕骨之下，与风府相平，胸锁乳突肌与斜方肌上端之间的凹陷处。

下关
当颧弓与下颌切迹所形成的凹陷中。

太阳
眉梢与目外眦之间，向后约一横指的凹陷处。

地仓
口角外侧，上直对瞳孔。

颊车
下颌角前上方一横指（中指）。

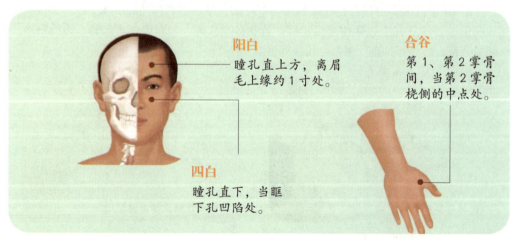

阳白
瞳孔直上方，离眉毛上缘约1寸处。

合谷
第1、第2掌骨间，当第2掌骨桡侧的中点处。

四白
瞳孔直下，当眶下孔凹陷处。

拔罐方法

方法一 让患者取坐位,把罐吸拔在风池、下关、颊车上,留罐10～15分钟,以罐内皮肤充血为度。面部拔罐时会有罐印留下,影响美观,在拔罐前要对患者说明。

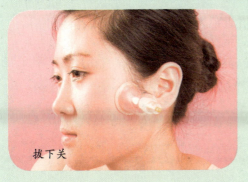

拔下关

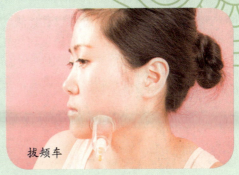

拔颊车

方法二 1.让患者取坐位,对地仓、颊车、太阳、四白、阳白、合谷进行按摩,每个穴位按摩2～3分钟。按摩可以起到促进血液循环的作用。

2.在按摩过的穴位上拔罐,各留罐15～20分钟。在罐内皮肤充血后即可起罐。这样的治疗每日1次,10次为1个疗程。

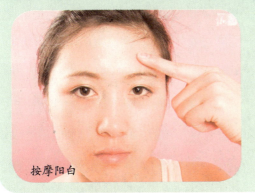

按摩阳白

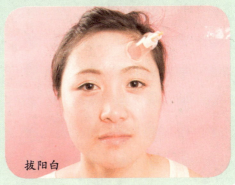

拔阳白

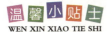

温馨小贴士
WEN XIN XIAO TIE SHI

　　预防面神经麻痹,平时要注意适当进行体育活动,增强体质,避免受凉感冒。注意精神调养,避免不良精神刺激。注意饮食调养,避免过食辛辣、肥甘厚味,同时适当增加营养。中耳炎或茎乳孔内的骨膜炎所致的面神经麻痹应及早治疗,消除致病因素。秋冬季节要注意防寒保暖,尽可能不要迎风走,尤其应避开风寒对面部的直接侵袭,尤其年老体弱、病后、过劳、酒后,以及患有高血压、关节炎、神经痛等慢性疾病者。夏季居家、乘车、睡眠时注意不要让风直吹头面部,空调房内温度调在28℃即可,不要过度贪凉。

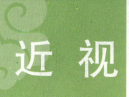

近视

近视也称短视，看近距离目标清晰，看远距离目标模糊，用凹球面透镜可矫正。中医认为，近视是眼部调节机能失常、肝气不足、眼部气血不畅或后天用眼不当、久视伤目等导致的。在相应穴位拔罐，能够补肝养肾、滋阴明目，从而改善症状。

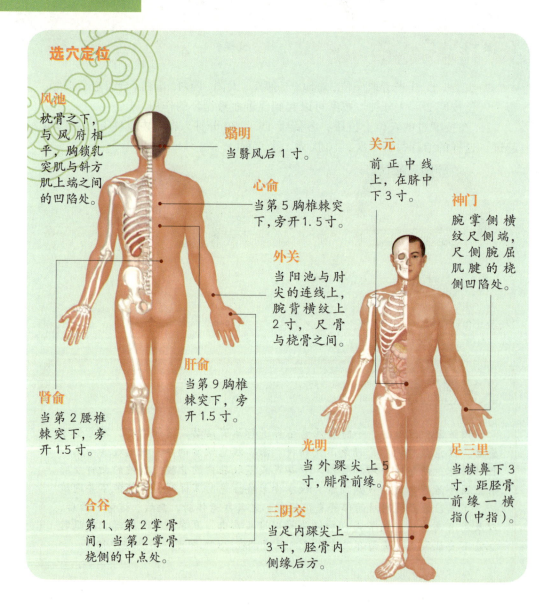

选穴定位

风池
枕骨之下，与风府相平，胸锁乳突肌与斜方肌上端之间的凹陷处。

翳明
当翳风后1寸。

关元
前正中线上，在脐中下3寸。

心俞
当第5胸椎棘突下，旁开1.5寸。

神门
腕掌侧横纹尺侧端，尺侧腕屈肌腱的桡侧凹陷处。

外关
当阳池与肘尖的连线上，腕背横纹上2寸，尺骨与桡骨之间。

肝俞
当第9胸椎棘突下，旁开1.5寸。

肾俞
当第2腰椎棘突下，旁开1.5寸。

光明
当外踝尖上5寸，腓骨前缘。

足三里
当犊鼻下3寸，距胫骨前缘一横指（中指）。

合谷
第1、第2掌骨间，当第2掌骨桡侧的中点处。

三阴交
当足内踝尖上3寸，胫骨内侧缘后方。

拔罐方法

方法一　让患者取坐位，选择翳明、风池、肝俞、肾俞、合谷、足三里、光明、三阴交中的 5～6 个穴位，将罐吸拔在穴位上，留罐 10～15 分钟，每日或隔日 1 次。也可以根据患者体质上述穴位都拔罐。

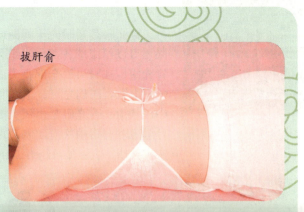
拔肝俞

方法二　1. 让患者取合适体位，把罐吸拔在神门、合谷、外关、足三里、关元 5 个穴位上，留罐 10 分钟左右，以皮肤潮红为度。

2. 上述操作结束后，让患者取俯卧位，用走罐法在心俞、肝俞、肾俞连续走罐。每日或隔日 1 次，10 次为 1 个疗程。

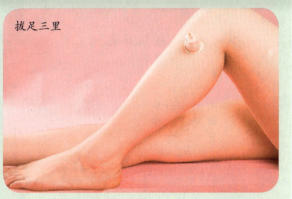
拔足三里

温馨小贴士
WEN XIN XIAO TIE SHI

　　预防近视的方法有很多，任何一种有利于减轻视力疲劳，放松眼调节的措施均可使用，当然还可以进行其他途径的探索，但均应科学合理。

　　1. 改善饮食保护视力。经常食用补肝肾、益气血的食品，如动物肝、肾、眼，鱼类，龙眼，葡萄、桑葚，芝麻，胡桃，中药决明子、枸杞等，对防治近视有一定的效果。如龙眼杞枣蒸仔鸡、芝麻胡桃乳蜜饮、牡蛎蘑菇紫菜汤和豆仁粳米八宝粥等。

　　2. 远离光污染。近年，医学界指出"视觉环境是形成近视的主要原因"。研究表明，受到光污染的视觉环境可对人眼的角膜和虹膜造成伤害，引起视疲劳和视力下降。

　　3. 睡前护眼。每人每天眨眼大约 1 万次，到了晚上，通常眼部肌肉会感觉非常疲惫。坚持每天用眼霜按摩是最好的舒缓方法。涂抹眼霜时搭配眼部按摩操，不仅可以有效减退细纹、表情纹、年龄纹、眼袋，还能收紧提升眼部肌肤，由内而外塑造幼滑柔嫩的眼周肌肤。

青光眼

青光眼是指眼内压间断或持续升高的一种眼病。持续的高眼压可以给眼球各部分组织和视功能带来损害，如不及时治疗青光眼，视野可以全部丧失而至失明。青光眼是导致人类失明的三大致盲眼病之一，总人群发病率为1%，45岁以后为2%。中医认为，青光眼是由风火痰郁及阴阳失调，引起气血失和，经脉不利，日中玄府闭塞，珠内气血津液不行导致的。在相应穴位拔罐，能够疏通经络、补益气血，可辅助治疗青光眼。

选穴定位

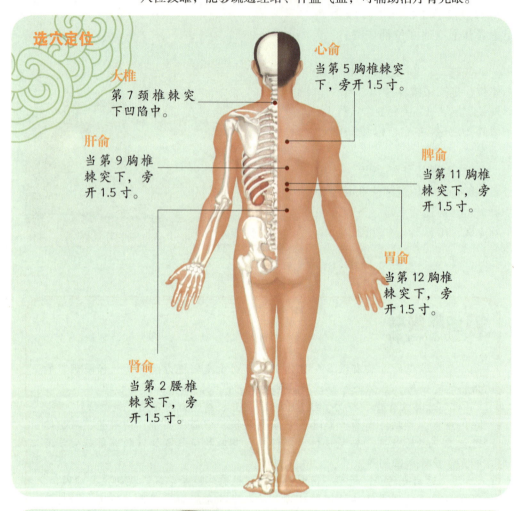

大椎
第7颈椎棘突下凹陷中。

心俞
当第5胸椎棘突下，旁开1.5寸。

肝俞
当第9胸椎棘突下，旁开1.5寸。

脾俞
当第11胸椎棘突下，旁开1.5寸。

胃俞
当第12胸椎棘突下，旁开1.5寸。

肾俞
当第2腰椎棘突下，旁开1.5寸。

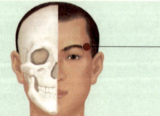

太阳
眉梢与目外眦之间，向后约一横指的凹陷处。

拔罐方法

方法一 1. 让患者采取俯卧位，对大椎、心俞、肝俞、太阳进行消毒。拔罐前要对患者说明在太阳拔罐会在面部留下罐印。

2. 消毒后，用三棱针在所选穴位上点刺，以皮肤潮红为度。点刺力度不可过大，轻轻点刺即可，皮肤潮红即可停止。

3. 将罐吸拔在已点刺的穴位上，留罐 15 ～ 20 分钟，以出瘀血为度。起罐后，对拔罐部位皮肤进行消毒。这样的治疗每日或 2 日 1 次。

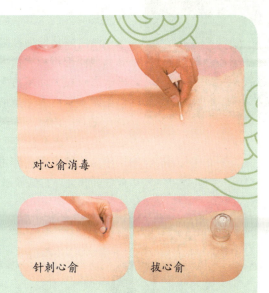

对心俞消毒

针刺心俞　　　拔心俞

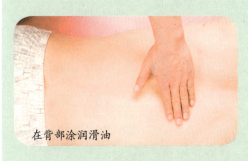

在背部涂润滑油

方法二 1. 让患者取俯卧并暴露背部，在背部涂抹润滑油，若有必要可在罐口也涂抹润滑油，以免走罐时拉伤皮肤。

2. 用闪火法将罐吸拔在背部，再用手握住罐体，按顺时针方向边旋转边向前推进，从肝俞推至肾俞。如此反复推至皮肤变得潮红。

3. 把罐吸拔在点刺过的穴位上，留罐 10 ～ 15 分钟。起罐后，对穴位皮肤进行消毒，以免感染。对期门和足三里用同样的方法拔罐，留罐 10 ～ 15 分钟。这样的治疗每日 1 次，10 次为 1 个疗程。

温馨小贴士
WEN XIN XIAO TIE SHI

拔罐对本病有较好的疗效，但要坚持多疗程治疗，以巩固疗效。在预防和护理方面要注意以下几点。

1. 少量多次饮水，总量不变。大量饮水会迅速升高眼压，建议大家少量多次饮水，总量不变。

2. 适量饮酒，同时戒烟。不鼓励患者多饮酒，可适量饮酒，建议喝点葡萄酒。注意戒烟，因尼古丁对视网膜有毒害作用。

3. 坚持有氧运动。建议患者常做有氧运动，一次有效的有氧运动，如散步半个小时左右，可使眼压降低。

4. 不宜侧卧，适当抬高下肢。对高眼压性青光眼患者来说，侧卧会增加眼压，对正常眼压青光眼患者来说，平时应注意预防颅内压升高，如睡觉时抬高下肢。

白内障

白内障是发生在眼球里面晶状体上的一种疾病。任何晶状体的混浊都可称为白内障，但是当晶状体混浊较轻时，没有明显地影响视力而不被人发现或被忽略而没有列入白内障行列。根据调查，白内障是最常见的致盲和视力残疾的原因，约25%的人患有白内障。中医认为，老年性白内障多因老年人肝肾不足、脾气虚衰或心气不足、气虚火衰，致使精气不能上荣于目，导致晶状体出现营养供给障碍引起的。在相关穴位拔罐，可以补益肝脾肾、益气养血，从而达到治疗的目的。

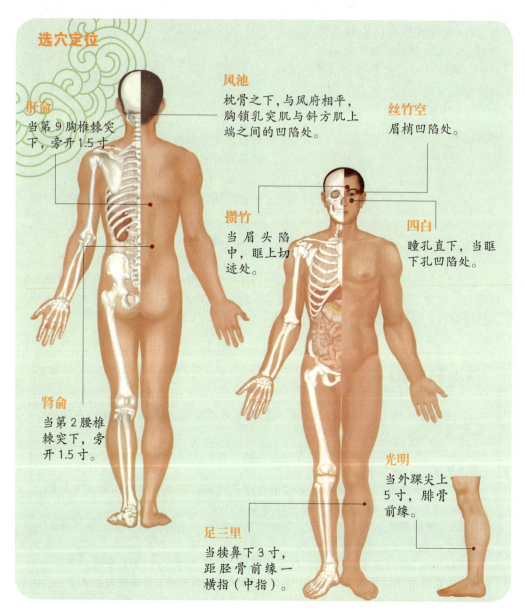

选穴定位

风池
枕骨之下，与风府相平，胸锁乳突肌与斜方肌上端之间的凹陷处。

肝俞
当第9胸椎棘突下，旁开1.5寸。

丝竹空
眉梢凹陷处。

攒竹
当眉头陷中，眶上切迹处。

四白
瞳孔直下，当眶下孔凹陷处。

肾俞
当第2腰椎棘突下，旁开1.5寸。

光明
当外踝尖上5寸，腓骨前缘。

足三里
当犊鼻下3寸，距胫骨前缘一横指（中指）。

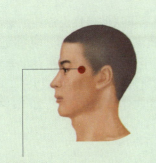

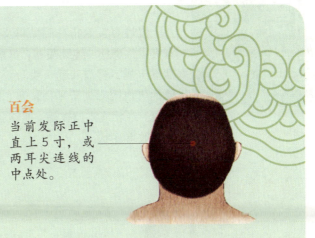

百会
当前发际正中直上5寸，或两耳尖连线的中点处。

太阳
眉梢与目外眦之间，向后约一横指的凹陷处。

拔罐方法

方法一　让患者取坐位，把罐吸拔在风池、肝俞、肾俞、足三里上，留罐15分钟左右，以罐内皮肤充血为度。每日1次，病愈即止。

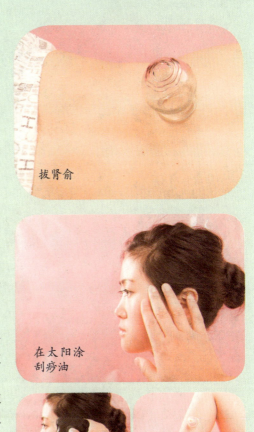

拔肾俞

方法二　1.先选择两组穴位，第一组为肝俞、肾俞、风池、光明；第二组为百会、攒竹、丝竹空、太阳、四白。让患者取坐位，在第一组穴位和第二组穴位皮肤上均涂上刮痧油。

2.用刮痧板刮拭上面两组穴位皮肤，直至皮肤出现紫红色痧痕。刮痧后，擦去皮肤上的刮痧油。用酒精棉球对刮拭部位进行消毒。

3.取第一组穴位，把罐吸拔在穴位上，留罐15～20分钟。第二组穴位，只刮痧不拔罐。这样的治疗每2日1次，10次为1个疗程，每个疗程之间间隔5天。

在太阳涂刮痧油

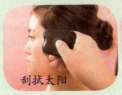

刮拭太阳

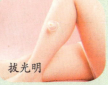

拔光明

慢性鼻炎

慢性鼻炎是指鼻腔黏膜及黏膜下层的慢性炎症。主要症状有突发性鼻痒、连续喷嚏、鼻塞流涕、分泌物增多、嗅觉减退、咽喉干燥，伴有头痛、头晕等。中医认为，慢性鼻炎主要是人体的气血阴阳失于平衡，寒、热之邪滞留，久病可以产生血瘀痰凝。在相应穴位拔罐，能够驱除邪气、健脾和胃、补中益气，从而改善症状。

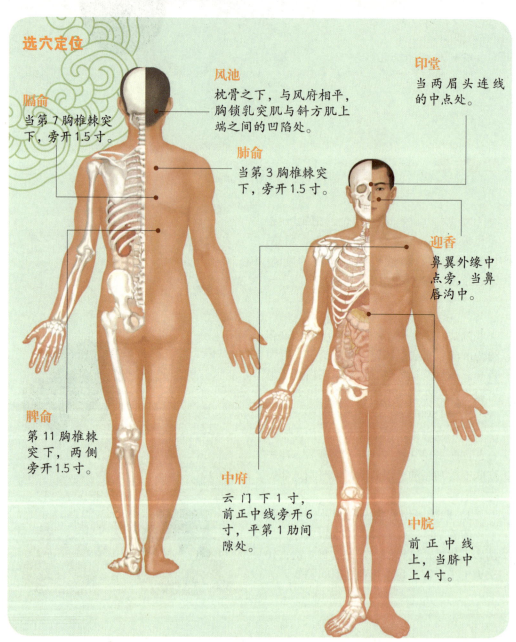

选穴定位

膈俞
当第7胸椎棘突下，旁开1.5寸。

风池
枕骨之下，与风府相平，胸锁乳突肌与斜方肌上端之间的凹陷处。

印堂
当两眉头连线的中点处。

肺俞
当第3胸椎棘突下，旁开1.5寸。

迎香
鼻翼外缘中点旁，当鼻唇沟中。

脾俞
第11胸椎棘突下，两侧旁开1.5寸。

中府
云门下1寸，前正中线旁开6寸，平第1肋间隙处。

中脘
前正中线上，当脐中上4寸。

拔罐方法

方法一 有两组穴位，第一组为中脘、肺俞、膈俞；第二组为风池、脾俞、足三里。选择其中一组穴位，把罐吸拔在穴位上，留罐 15～20 分钟，每日 1 次，10 次为 1 个疗程。每次拔罐选择其中一组穴位，两组穴位交替使用。

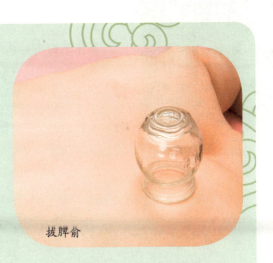

拔脾俞

方法二 1. 让患者取坐位，用拇指或食指按揉印堂和迎香，按压 4 分钟左右。

2. 让患者取仰卧位，把罐吸拔在肩部的中府，留罐 10～15 分钟。

3. 让患者取俯卧位，暴露背部，在肺俞刮痧，反复 20 次左右，出痧即止。

4. 把罐吸拔在肺俞上，留罐 10 分钟左右。

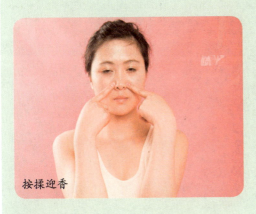

按揉迎香

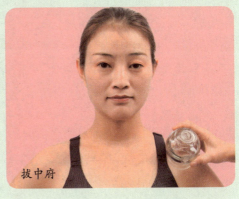

拔中府

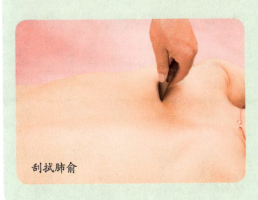

刮拭肺俞

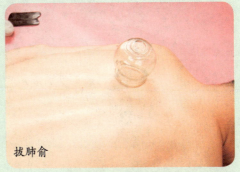

拔肺俞

鼻出血

　　鼻出血可由外伤引起，也可由鼻病引起，如鼻中隔偏曲、鼻窦炎、肿瘤等；有些全身疾病也是诱因，如高热、高血压等；妇女内分泌失调，在经期易鼻出血，称为"倒经"；天气干燥、气温高也可引起鼻出血。中医认为，鼻出血主要是（肺、胃、肝）火热偏盛，迫血妄行，血溢清道而出血。在相关穴位拔罐，能够清热祛火、凉血止血，从而改善症状。

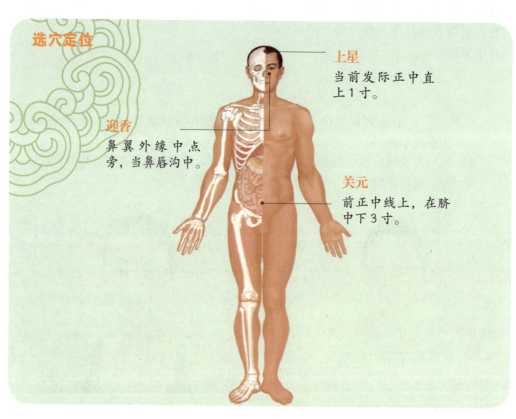

选穴定位

上星
当前发际正中直上1寸。

迎香
鼻翼外缘中点旁，当鼻唇沟中。

关元
前正中线上，在脐中下3寸。

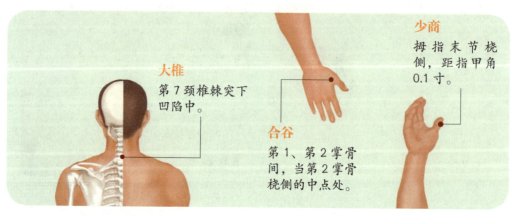

大椎
第7颈椎棘突下凹陷中。

合谷
第1、第2掌骨间，当第2掌骨桡侧的中点处。

少商
拇指末节桡侧，距指甲角0.1寸。

拔罐方法

方法一 1. 让患者取坐位，暴露腹部和颈部下端皮肤，对大椎和关元穴位皮肤进行消毒。

2. 用三棱针对已消毒穴位进行重刺，以出血为度。注意三棱针也要消毒，以免感染。

3. 把罐吸拔在针刺后的穴位上，留罐10～15分钟。起罐后，要擦拭拔罐部位的血迹，再用酒精棉球进行消毒。这样的治疗每3天1次。

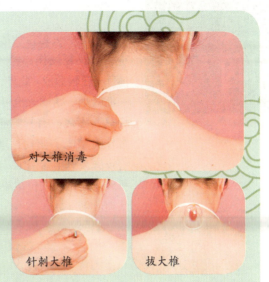

对大椎消毒

针刺大椎　　拔大椎

方法二 1. 在大椎、上星上刮痧，每个穴位刮拭30次左右。上星在人体头部，刮拭时不要太用力。刮拭大椎时可涂上刮痧油，以免刮伤皮肤。特别提示：15岁以下的青少年不要刮拭上星。

2. 刮痧结束后把罐吸拔在大椎上，留罐15～20分钟。上星在头部，有头发覆盖，操作不便且没有安全保障，不宜拔罐。

3. 拔罐结束后，再用刮痧板的一角点揉迎香、合谷、少商，每个穴位点揉30次左右，不拔罐。这样的治疗每日1次，5次为1个疗程。

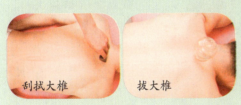

刮拭大椎　　拔大椎

温馨小贴士
WEN XIN XIAO TIE SHI

鼻出血除了进行必要的治疗外，日常的饮食保健也很重要。饮食宜选用清淡而富含维生素、蛋白质、矿物质的食物，如荠菜、青菜、马兰头、莲藕、苹果、香蕉、雪梨、萝卜、花生米，以及苜蓿、白茅根、鲜芦根、绿豆等。忌食辛辣刺激、湿热香燥的食物，忌烟、酒。此外，还可选用以下食疗方。

白茅根蜜饮 白茅根（鲜品）200克，蜂蜜20克。先将新鲜白茅根洗净，晾干，切成碎小段或切成片，放入砂锅，加水适量，中火浓煎30分钟，用洁净纱布过滤取汁，放入容器中，趁温热加入蜂蜜，拌匀即成。早晚2次分服。

百合黄芩蜂蜜饮 鲜百合100克，黄芩20克，蜂蜜20克。黄芩洗净，切片，放入砂锅，加水煎煮30分钟，过滤取汁。鲜百合择洗干净，放入砂锅，加水适量，大火煮沸后，改用小火煨煮至百合酥烂，加入黄芩汁，再煮至沸，离火，趁温热调入蜂蜜，拌匀即成。早晚2次分服。本食疗方对肺热上壅型鼻出血尤为适宜。

慢性咽炎

慢性咽炎是指咽部黏膜、淋巴组织及黏液腺的弥漫性炎症。本病常反复发作，经久不愈，主要是急性咽炎治后病邪未完全清除，迁延而成。此外，上呼吸道感染、用嗓过度（唱歌、说话）、长期吸烟、饮酒等也可导致慢性咽炎。症状有咽部发干、发痒、灼热、疼痛、有异物感、吞咽不适、声音嘶哑或失声等，重症者伴有咳嗽、咳痰，晨起较甚。中医认为，慢性咽炎为风热喉痹反复发作，阴津暗耗、虚火上炎，熏灼咽部，或肺阴不足等所致。在相关穴位拔罐，能够清润肺气、调和气血、滋养肝肾，从而改善症状。

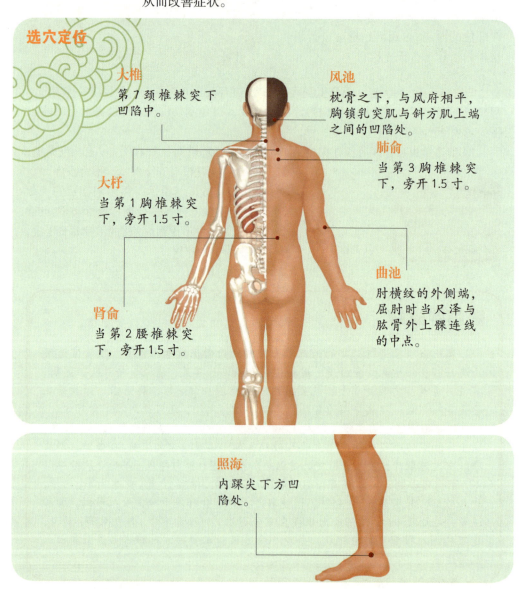

选穴定位

大椎
第7颈椎棘突下凹陷中。

风池
枕骨之下，与风府相平，胸锁乳突肌与斜方肌上端之间的凹陷处。

大杼
当第1胸椎棘突下，旁开1.5寸。

肺俞
当第3胸椎棘突下，旁开1.5寸。

曲池
肘横纹的外侧端，屈肘时当尺泽与肱骨外上髁连线的中点。

肾俞
当第2腰椎棘突下，旁开1.5寸。

照海
内踝尖下方凹陷处。

拔罐方法

方法一 1. 让患者取坐位或俯卧位，暴露背部、肘部、脚踝，对大椎、肺俞、曲池、照海进行消毒。

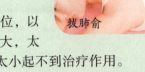

拔肺俞　　　　拔曲池

2. 用三棱针点刺已消毒的穴位，以微出血为度。点刺时力度不能太大，太大容易刺伤皮肤；也不能太小，太小起不到治疗作用。

3. 将罐吸拔在点刺过的穴位上，留罐 10～15 分钟。起罐后，擦干净血迹，必要时涂上龙胆紫等消毒药水。这样的治疗每日 1 次，10 次为 1 个疗程。

方法二 1. 让患者取俯卧位，充分暴露背部皮肤。对大杼、风池、肺俞、胃俞进行消毒。

2. 用消过毒的三棱针点刺已消毒的穴位，至微出血。在操作过程中，注意室内温度，以防患者身体受凉而加重病情。

3. 将罐吸拔在点刺过的穴位上，留罐 15～20 分钟。起罐后注意对穴位皮肤进行消毒，以免感染。这样的治疗每 2 日 1 次，10 次为 1 个疗程。

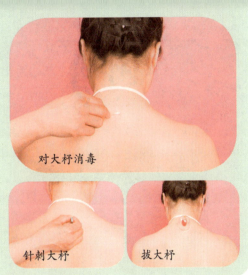

对大杼消毒

针刺大杼　　　　拔大杼

温馨小贴士
WEN XIN XIAO TIE SHI

拔罐治疗本病疗程较长，要有耐心配合治疗。治疗期间注意以下事项。

1. 要尽量改善工作、生活环境，减少粉尘、有害气体的刺激。

2. 日常生活中要适当控制用声，用声不当、过度，长期持续演讲和演唱对咽炎治疗不利。

3. 生活中注意戒烟戒酒，饮食要清淡，避免辛辣、酸等强刺激调味品。

4. 要定期参加户外活动，努力提升自身抵抗力。

5. 多吃一些含维生素 C 的水果、蔬菜，以及富含胶原蛋白和弹性蛋白的食物，如鱼、牛奶、豆类、动物肝脏、瘦肉等。

6. 生活习惯要有规律，早晚用淡盐水漱口或少量饮用，以改善咽部的环境，预防细菌感染。

7. 室内外温差不要相差太大，室内要保持通风换气。不在空调房久留。

牙痛

牙痛，是牙齿疾病最常见的症状之一，大多由牙龈炎、牙周炎、蛀牙或折裂牙而导致牙髓（牙神经）感染引起，其表现为牙龈红肿、遇冷热刺激痛、面颊部肿胀等。中医认为，牙痛是由于外感风邪、胃火炽盛、肾虚火旺、虫蚀牙齿等导致的。在相关穴位拔罐，能够清热去火、消肿止痛，从而改善症状。

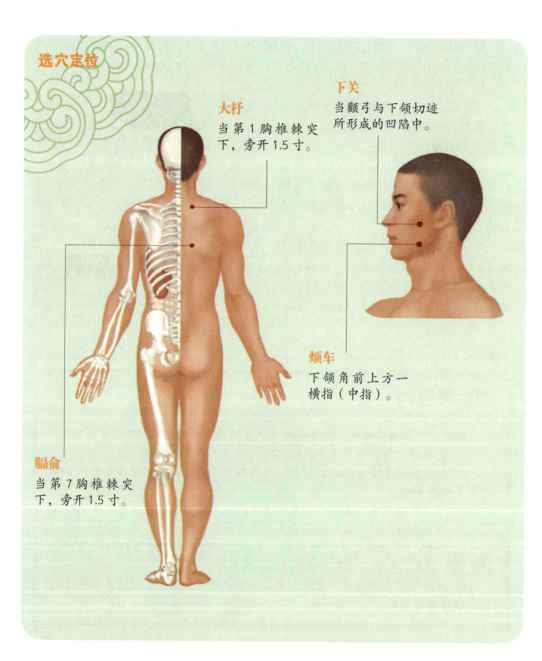

选穴定位

大杼
当第1胸椎棘突下，旁开1.5寸。

下关
当颧弓与下颌切迹所形成的凹陷中。

颊车
下颌角前上方一横指（中指）。

膈俞
当第7胸椎棘突下，旁开1.5寸。

拔罐方法

方法一 1. 让患者取坐位或俯卧位，充分暴露背部，在罐口涂抹一层润滑油。若患者皮肤干燥，也要在皮肤上涂抹润滑油，以免走罐时拉伤皮肤。

2. 沿背部足太阳膀胱经的大杼至膈俞自上而下走罐，至皮肤潮红为度，每周2次。操作时，在排气后应立即走罐，不可先试探是否拔住再走罐，否则不易移动。

方法二 让患者取坐位，在下关、颊车穴位皮肤上涂上风油精，风油精有缓解疼痛的作用，和拔罐结合使用，效果更显著。

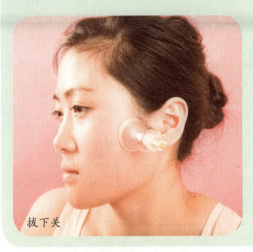

拔下关

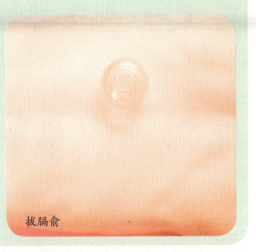

拔膈俞

温馨小贴士
WEN XIN XIAO TIE SHI

要预防牙痛，一要有效防止蛀牙；二要防止牙龈萎缩和保证龈下清洁。生活中要坚持做到以下几点。

1. 减少或消除病原刺激物。减少或消除牙菌斑，改变口腔环境，创造清洁条件是防龋齿的重要环节。最实际有效的办法是刷牙和漱口。应该加强宣传教育，从小养成口腔卫生习惯，学会科学刷牙方法。刷牙可以清除口腔中的大部分细菌，减少牙菌斑形成，尽可能做到早晚各刷1次、饭后漱口。睡前刷牙更重要，因为夜间间隔时间长，细菌容易大量繁殖。要顺着牙缝刷牙，并且"里里外外都刷到"，还要注意刷后牙的咬面，这样就可把牙缝和各个牙面上的食物残渣刷洗干净。刷牙后要漱口，不要横刷，横刷容易损伤牙龈，也刷不净牙缝里的残渣。

2. 多吃粗糙硬质和含纤维质的食物。多吃粗糙硬质和含纤维质的食物对牙面有摩擦洁净的作用，减少食物残屑堆积。硬质食物需要充分咀嚼，既能增强牙周组织，又能摩擦牙齿咬面，可能使窝沟变浅，有利于减少窝沟龋。

3. 减少或控制饮食中的糖。睡前不吃糖，多吃蔬菜、水果，以及富含钙、磷、维生素等的食物，要尽可能吃些粗粮。

复发性口腔溃疡

复发性口腔溃疡是口腔黏膜疾病中常见的溃疡性损害疾病，发作时疼痛剧烈，灼痛难忍。中医认为，本病是由于情志不遂，素体虚弱，外感六淫之邪致使肝失条达、脾失健运、肝郁气滞、郁热化火、虚火上炎熏蒸于口而患病，长期的反复发作将直接影响患者整个机体的免疫功能，引起代谢紊乱，出现口臭、慢性咽炎、便秘、头痛、头晕、恶心、乏力、精力不集中、失眠、烦躁、发热、淋巴结肿大等全身症状，严重影响患者的工作、生活，甚至造成恶变或癌变。在相关穴位拔罐，能够清热祛火、消肿止痛、疏肝健脾，从而改善症状。

选穴定位

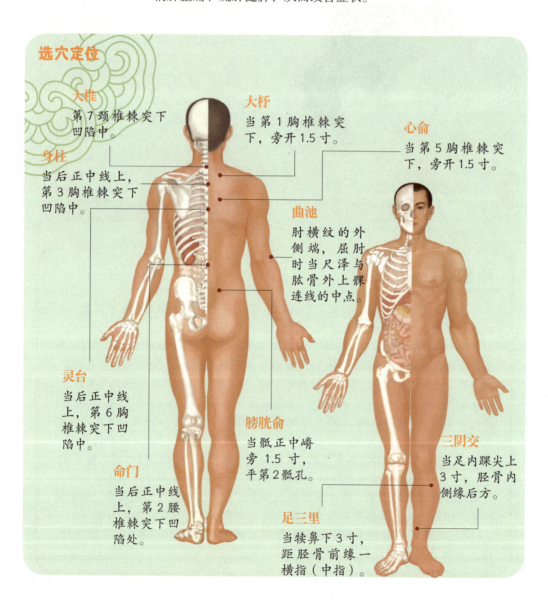

大椎
第 7 颈椎棘突下凹陷中。

身柱
当后正中线上，第 3 胸椎棘突下凹陷中。

大杼
当第 1 胸椎棘突下，旁开 1.5 寸。

心俞
当第 5 胸椎棘突下，旁开 1.5 寸。

曲池
肘横纹的外侧端，屈肘时当尺泽与肱骨外上髁连线的中点。

灵台
当后正中线上，第 6 胸椎棘突下凹陷中。

膀胱俞
当骶正中嵴旁 1.5 寸，平第 2 骶孔。

三阴交
当足内踝尖上 3 寸，胫骨内侧缘后方。

命门
当后正中线上，第 2 腰椎棘突下凹陷处。

足三里
当犊鼻下 3 寸，距胫骨前缘一横指（中指）。

拔罐方法

方法一 1. 让患者取坐位或俯卧位，充分暴露背部，在罐口涂抹一层润滑油。若患者皮肤干燥，也要在皮肤上涂抹润滑油，以免走罐时拉伤皮肤。

2. 沿背部大杼至膀胱俞一段自上而下走罐，至皮肤潮红为度。操作时，在排气后应立即走罐，不可先试探是否拔住再走罐，否则不易移动。

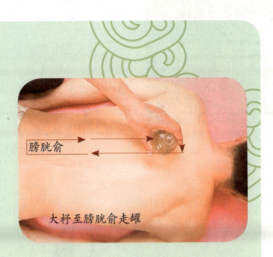

膀胱俞

大杼至膀胱俞走罐

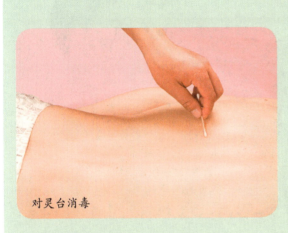

对灵台消毒

方法二 1. 让患者取坐位，对大椎、灵台、身柱、心俞、曲池、足三里、三阴交消毒。可选全部或一部分穴位拔罐，根据患者体质而定。

2. 用消过毒的三棱针在所选穴位点刺2～3下，以微微出血为度。若患者体质虚寒慎用刺络拔罐法。

3. 把罐吸拔在点刺过的穴位上，留罐10～15分钟，起罐后要对罐印皮肤进行护理，擦去血迹，并消毒。这样的治疗每日或隔日1次，10次为1个疗程。

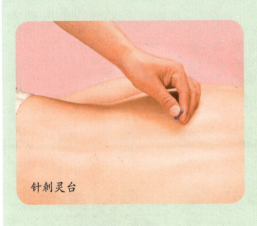

针刺灵台

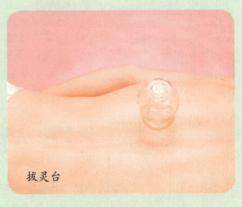

拔灵台

耳 鸣

耳鸣是听觉功能紊乱而产生的一种临床症状，患者自觉耳内有声，鸣响不断，时发时止，重者可妨碍听觉。引发耳鸣的原因有很多，包括耳部疾病（如外耳道阻塞、内耳压力增高等）、心肺疾病、高血压、药物过敏等，会使内部噪声增大，超过常规值。中医认为，耳鸣的发生多因郁怒伤肝，肝火暴亢，循经上炎导致。在相关穴位拔罐，能够疏肝利胆、通络开窍，从而改善症状。

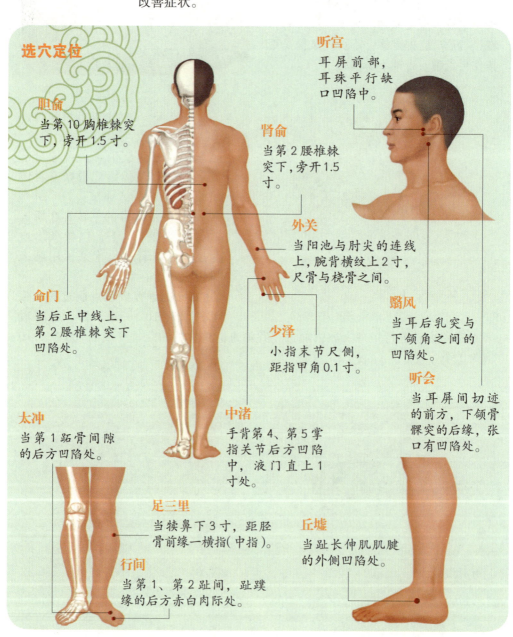

选穴定位

听宫
耳屏前部，耳珠平行缺口凹陷中。

胆俞
当第10胸椎棘突下，旁开1.5寸。

肾俞
当第2腰椎棘突下，旁开1.5寸。

外关
当阳池与肘尖的连线上，腕背横纹上2寸，尺骨与桡骨之间。

命门
当后正中线上，第2腰椎棘突下凹陷处。

少泽
小指末节尺侧，距指甲角0.1寸。

翳风
当耳后乳突与下颌角之间的凹陷处。

听会
当耳屏间切迹的前方，下颌骨髁突的后缘，张口有凹陷处。

太冲
当第1跖骨间隙的后方凹陷处。

中渚
手背第4、第5掌指关节后方凹陷中，液门直上1寸处。

足三里
当犊鼻下3寸，距胫骨前缘一横指（中指）。

丘墟
当趾长伸肌肌腱的外侧凹陷处。

行间
当第1、第2趾间，趾蹼缘的后方赤白肉际处。

拔罐方法

方法一 从听宫、听会、翳风、肾俞、命门、少泽、中渚、足三里、太冲中选取 5 ~ 6 个穴位拔罐,留罐 10 分钟,隔日 1 次。所提供的穴位可交替使用,轮流拔罐。但身体强壮的患者也可一次拔完上述穴位,需依据患者身体状况而定。

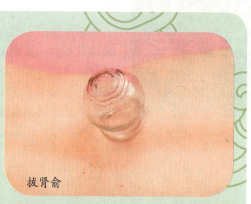

拔肾俞

方法二 1. 让患者取合适体位,对胆俞、听宫、行间、外关、太冲、丘墟、翳风消毒。在治疗过程中要与患者交谈,以缓解患者的紧张情绪,以免在接下来的操作中患者过于紧张。

2. 用三棱针重刺已消毒的穴位,以鲜血点状流出为度。此操作要求施针者有一定的针灸知识,并且掌握好针刺的力度,不可用蛮力。针刺后要擦去血迹。

3. 针刺后,对胆俞、听宫、行间、外关拔罐,留罐 10 ~ 15 分钟。太冲、丘墟、翳风不拔罐。这样的治疗隔日 1 次,5 次为 1 个疗程。

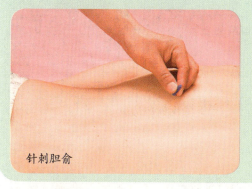

针刺胆俞

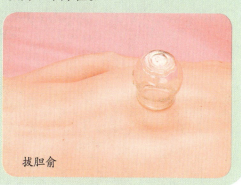

拔胆俞

温馨小贴士
WEN XIN XIAO TIE SHI

由于耳鸣病因复杂,故治疗一般也需要较长的时间。因此,患者在配合治疗过程中要有恒心,不要轻易放弃。在预防和护理方面要注意以下几点。

1. 预防本病,应避免水、泪进入耳内,擤鼻涕时两鼻翼用手指交替压紧释出。

2. 耳鸣患者特别要注意调适情志,不大喜大悲,不暴怒暴怨,保持心态平衡,心情舒畅。

3. 加强营养,劳逸结合,睡眠充足,节制房事。

4. 治疗期间要多注意休息,避免接触有高分贝噪声的环境,必要时要结合中西医综合疗法治疗。

耳聋

耳聋是指不同程度的听力减退，轻者耳失聪敏、听声不远或闻声不真，重则听力消失。本病常因中耳炎、耳硬化、耳内肿瘤、药物中毒、内耳震荡及老年性耳聋等引发。中医认为，突发性耳聋多为气滞血瘀，耳部经络被瘀血所阻塞，清阳之气不能上达于耳窍，使得耳部的正常生理功能减退，从而发生耳鸣、耳聋等。在相关穴位拔罐，能够补肾养窍，从而改善症状。

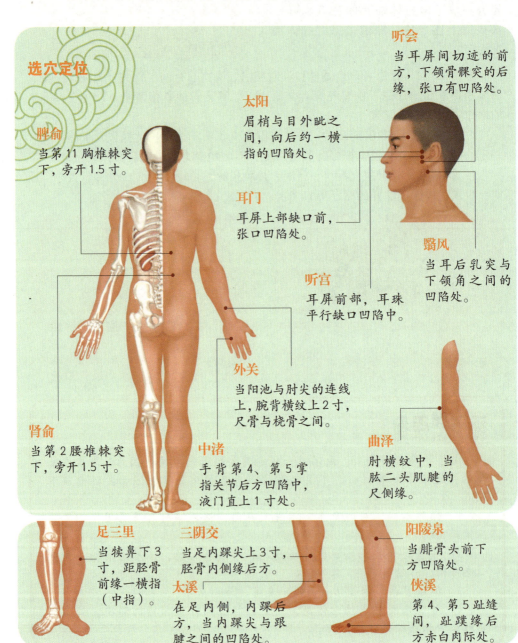

选穴定位

听会
当耳屏间切迹的前方，下颌骨髁突的后缘，张口有凹陷处。

脾俞
当第11胸椎棘突下，旁开1.5寸。

太阳
眉梢与目外眦之间，向后约一横指的凹陷处。

耳门
耳屏上部缺口前，张口凹陷处。

翳风
当耳后乳突与下颌角之间的凹陷处。

听宫
耳屏前部，耳珠平行缺口凹陷中。

外关
当阳池与肘尖的连线上，腕背横纹上2寸，尺骨与桡骨之间。

肾俞
当第2腰椎棘突下，旁开1.5寸。

中渚
手背第4、第5掌指关节后方凹陷中，液门直上1寸处。

曲泽
肘横纹中，当肱二头肌腱的尺侧缘。

足三里
当犊鼻下3寸，距胫骨前缘一横指（中指）。

三阴交
当足内踝尖上3寸，胫骨内侧缘后方。

阳陵泉
当腓骨头前下方凹陷处。

太溪
在足内侧，内踝后方，当内踝尖与跟腱之间的凹陷处。

侠溪
第4、第5趾缝间，趾蹼缘后方赤白肉际处。

拔罐方法

方法一 让患者取坐位，选择大小合适的罐具，把罐吸拔在耳门、听宫、翳风、听会、脾俞、肾俞、外关、中渚、阳陵泉、足三里、三阴交、太溪、侠溪，留罐10～15分钟，隔日1次。注意拔的顺序，拔完一部分穴位再拔另一部分，不是一次把罐全部吸拔在皮肤上，否则身体虚弱的人无法承受。还要注意面部拔罐会影响美观，拔罐前要对患者说明。

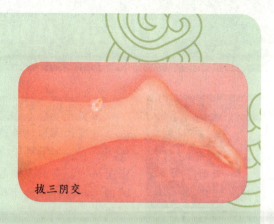

拔三阴交

方法二 1. 让患者取合适体位，对胆俞、听宫、行间、曲泽、外关、太冲、丘墟、翳风消毒。在治疗过程中要与患者交谈，以缓解患者的紧张情绪，以免在接下来的操作中患者过于紧张。

2. 用三棱针重刺已消毒的穴位，以鲜血点状流出为度。此操作要求施针者有一定的针灸知识，并且掌握好针刺的力度，不可用蛮力。针刺后要擦去血迹。

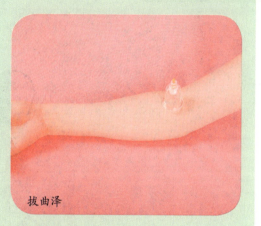

拔曲泽

3. 点刺后，对胆俞、听宫、行间、外关拔罐，留罐10～15分钟。太冲、丘墟、翳风不拔罐。这样的治疗隔日1次，5次为1个疗程。

温馨小贴士
WEN XIN XIAO TIE SHI

拔罐对本病有较好的疗效，但要坚持多疗程治疗，以巩固疗效。在预防和护理方面要注意以下几点。

1. 耳聋患者特别要注意调适情志，不大喜大悲，不暴怒暴怨，保持心态平衡，心情舒畅。

2. 加强营养，劳逸结合，睡眠充足，节制房事。

3. 拔罐治疗耳聋对听力尚未完全丧失的患者有一定的疗效，对听力已经完全丧失的患者疗效较差。

4. 治疗期间要多注意休息，避免接触有高分贝噪声的环境，必要时要结合中西医综合疗法治疗。

皮肤常见病对症拔罐

神经性皮炎

　　神经性皮炎又称慢性单纯性苔藓，是以阵发性皮肤瘙痒和皮肤苔藓化为特征的慢性皮肤病。情绪波动、精神过度紧张、焦虑不安、生活环境突然变化等均可使本病病情加重和反复。中医认为，本病多因心火内生，脾经湿热，肺经风毒客于肌肤腠理之间，外感风湿热邪，以致阻滞肌肤，血虚生燥，肌肤失荣所致。在相关穴位拔罐，能够理气活血、祛除湿气，从而改善症状。

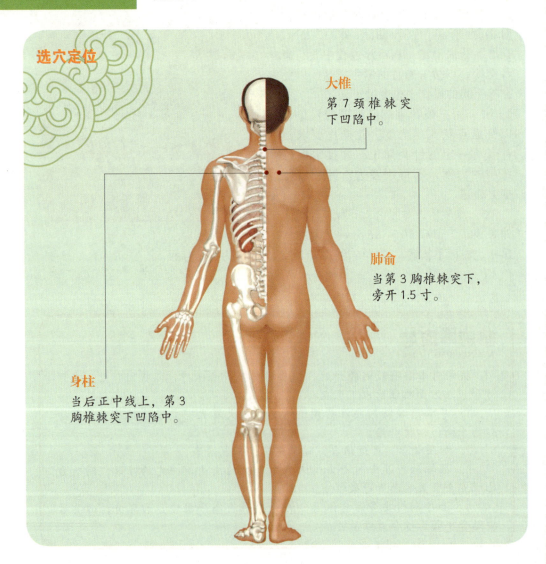

选穴定位

大椎
第7颈椎棘突下凹陷中。

肺俞
当第3胸椎棘突下，旁开1.5寸。

身柱
当后正中线上，第3胸椎棘突下凹陷中。

拔罐方法

方法一　1. 找到身体的病灶部位即发病部位，在其上敷一层捣烂的蒜或涂上5%或10%的碘酒。蒜有解毒杀虫的作用，碘酒能够杀菌消毒，可治疗许多细菌性、真菌性、病毒性皮肤病。

2. 在涂上蒜或碘酒的病灶部位拔罐。注意：外敷大蒜不宜太久，否则容易引起皮肤发红、灼热、起疱，建议敷上大蒜2~3分钟后立即拔罐。如病灶部位面积较大，可多拔几个罐。留罐10~15分钟。

3. 起罐后，用艾条温灸病灶部位约15分钟。通过热力疏通经络，排出体内湿气，从而达到治疗目的。这样的治疗每日1次，10次为1个疗程。

方法二　1. 让患者取坐位，对大椎、身柱、肺俞以及病灶部位消毒。

2. 消毒后，用三棱针点刺大椎、身柱、肺俞，以皮肤潮红为度。然后用三棱针对病灶部位叩刺出血。

3. 把罐吸拔在叩刺过的穴位和病灶上，留罐10~15分钟。起罐后，要对拔罐部位皮肤消毒，以免感染。这样的治疗每2日1次。

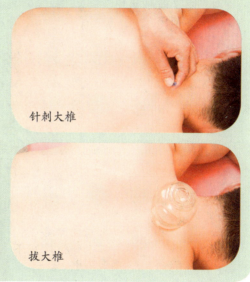

针刺大椎

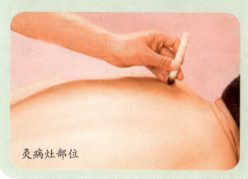

灸病灶部位

拔大椎

温馨小贴士
WEN XIN XIAO TIE SHI

拔罐对本病有较好的疗效。在预防和护理方面要注意以下几点。

1. 放松紧张情绪。患者要保持乐观，防止感情过激，特别是注意避免情绪紧张、焦虑、激动，生活力求有规律，注意劳逸结合。

2. 减少刺激。神经性皮炎反复迁延不愈、皮肤局部增厚粗糙的最重要原因是剧痒诱发的搔抓，所以患者要树立起这个病可以治好的信心，避免用力搔抓、摩擦及热水烫洗等方法来止痒。这是切断本病恶性循环的重要环节。

3. 调节饮食。限制酒类、辛辣饮食，多吃蔬菜、水果，少吃甜食，控制脂肪量，保持大便通畅，积极治疗胃肠道病变。

湿疹

湿疹是一种常见的过敏性炎症性皮肤病，好发于四肢屈侧、手、面、肛门、阴囊等处。急性期可出现皮肤潮红、皮疹、水疱、脓疱，有渗出、结痂和瘙痒；慢性期可出现鳞屑、苔藓等皮损，皮疹有渗出和融合倾向。中医认为，湿疹是由于素体脾虚，加之饮食失调，湿热内蕴或感风、湿、热诸邪相搏于皮肤导致的。在相关穴位拔火罐，能健脾化湿、疏风止痒、扶正祛邪，从而减轻症状。

选穴定位

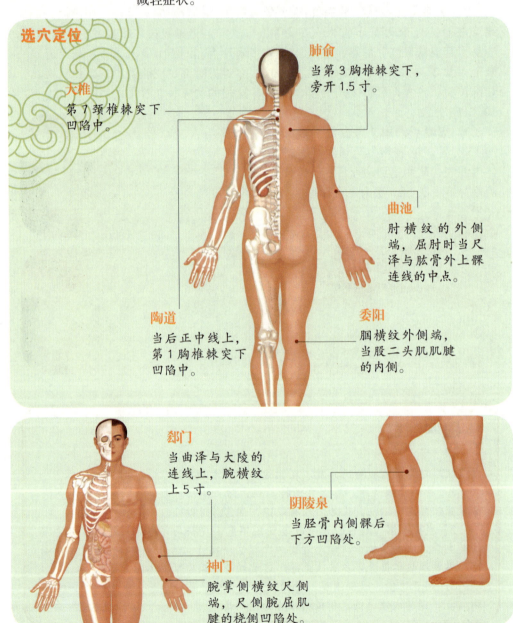

大椎
第 7 颈椎棘突下凹陷中。

肺俞
当第 3 胸椎棘突下，旁开 1.5 寸。

曲池
肘横纹的外侧端，屈肘时当尺泽与肱骨外上髁连线的中点。

陶道
当后正中线上，第 1 胸椎棘突下凹陷中。

委阳
腘横纹外侧端，当股二头肌肌腱的内侧。

郄门
当曲泽与大陵的连线上，腕横纹上 5 寸。

阴陵泉
当胫骨内侧髁后下方凹陷处。

神门
腕掌侧横纹尺侧端，尺侧腕屈肌腱的桡侧凹陷处。

拔罐方法

方法一 1. 让患者取俯卧位，露出背部和腿部。对肺俞、委阳穴位皮肤消毒，若患者穴位皮肤已抓挠溃烂，消毒时会有刺痛感，属正常现象。

2. 用三棱针快速点刺肺俞、委阳，然后用消过毒的双手挤压针眼使之出血。挤出 2 ~ 3 滴血即可，擦干净血液。

3. 把罐吸拔在肺俞、委阳穴位上。各穴留罐 10 ~ 15 分钟。起罐后要对拔罐部位的皮肤进行护理，以免感染。这样的治疗隔日 1 次，3 次为 1 个疗程。

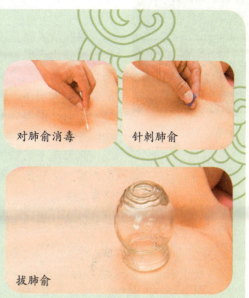

对肺俞消毒　　　针刺肺俞

拔肺俞

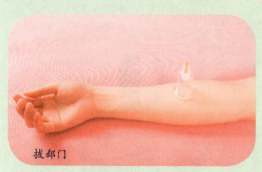

拔郄门

方法二 选择两组穴位，第一组为大椎、陶道、曲池、神门，第二组为阴陵泉、郄门。选择其中一组穴位，把罐吸拔在穴位上，留罐 10 ~ 15 分钟。两组穴位交替使用。这样的治疗每天 1 次。此法适用于湿热型湿疹。

温馨小贴士
WEN XIN XIAO TIE SHI

在皮肤疾病中，湿疹是很常见的。在预防和护理方面要注意以下几点。

1. 平时多注意皮肤的保养。包括多饮水，多食蔬菜、水果，少食油腻、煎炸之品，治疗期间忌食鱼、虾、海鲜及辛辣有刺激性的食物，戒烟酒；皮损部位不可暴晒，也不宜用热水烫洗和肥皂擦洗，尽量避免搔抓，若因搔破感染者，应配合药物外治；生活作息规律，保证足够的睡眠时间，避免过多熬夜。

2. 生活态度乐观向上。面对逆境和挫折要学会自我调整，保持心态平和、平静，避免不良情绪诱发或加重病情。

3. 过敏体质的人要尽可能避免湿疹的致敏因子。如家庭主妇在日常烹调、洗涤等家务不得不接触一些肥皂、洗涤剂时，可选择佩戴内层为绒布的塑胶手套。

荨麻疹

　　荨麻疹又称"风疹块"，是一种常见的过敏性皮肤病，表现为皮肤出现红色或白色风团块，大小不一，小如芝麻，大如蚕豆，扁平凸起，时隐时现，奇痒难忍，如虫行皮中，灼热，抓搔后增大增多，融合成不规则形状。此病常可持续数小时或数十小时，消退后不留痕迹。急性患者数小时至数天可愈，慢性患者可反复发作数月甚至数年。中医认为，荨麻疹主要是因风、湿、热邪蕴于肌肤所致，或因血热又感外风而发病。在相关穴位拔罐，能够散热除湿、扶正祛邪，增强机体抗病能力，加快痊愈速度。

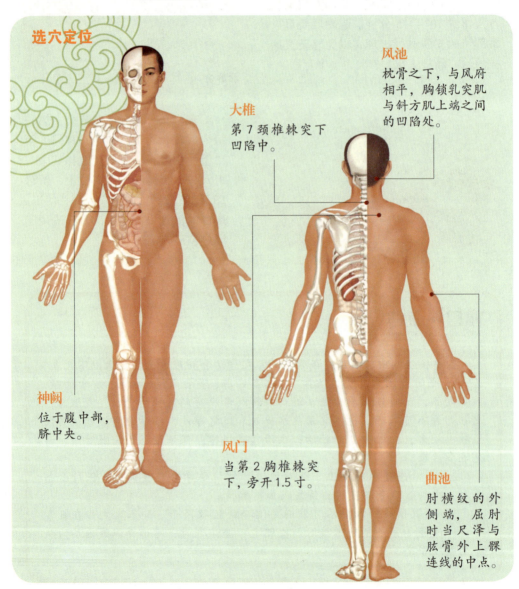

选穴定位

风池
枕骨之下，与风府相平，胸锁乳突肌与斜方肌上端之间的凹陷处。

大椎
第 7 颈椎棘突下凹陷中。

神阙
位于腹中部，脐中央。

风门
当第 2 胸椎棘突下，旁开1.5寸。

曲池
肘横纹的外侧端，屈肘时当尺泽与肱骨外上髁连线的中点。

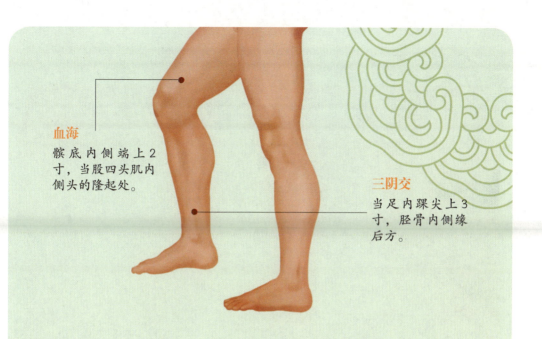

血海
髌底内侧端上2寸，当股四头肌内侧头的隆起处。

三阴交
当足内踝尖上3寸，胫骨内侧缘后方。

拔罐方法

　　方法一　神阙用闪罐法。让患者取仰卧位，暴露脐部皮肤，把罐吸拔在神阙上，留罐5～10分钟。起罐后接着再把罐吸拔在神阙，留罐5～10分钟。反复操作3次，至皮肤出现明显瘀斑为止。每日1次，3次为1个疗程，每个疗程间隔3～5天。若患者体质虚寒或在冬季发作，可在每次拔罐前用艾条温灸神阙10～15分钟。

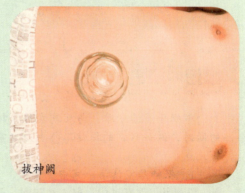

拔神阙

　　方法二　1. 对风池、风门、大椎、血海、三阴交、曲池穴位皮肤消毒。患处局部水肿者，加拔阴陵泉和三阴交。

　　2. 让患者取合适体位，大椎、曲池两穴用梅花针轻叩刺，以皮肤微微出血为度，之后拔罐，以有较多血点冒出皮肤为度。余穴用单纯拔罐法，留罐10分钟。每日1次，3次为1个疗程。

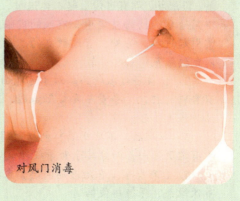

对风门消毒

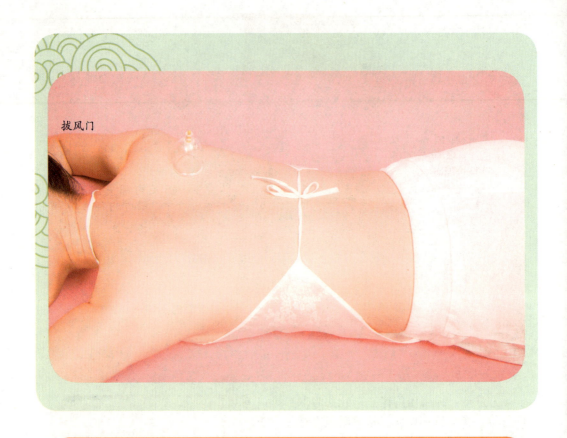

拔风门

　　荨麻疹有治愈难、易反复发作等特点，因此，患者在积极配合医生治疗的同时，做好日常的保健工作也是非常重要的。在预防和护理方面要注意以下几点。

　　1. 保持居室清洁。家中少养猫、狗等宠物，因为猫、狗等宠物的毛、皮屑、排泄物，都有可能引起人体过敏，是吸入性过敏的重要因素。家中勤清扫，少用地毯，因为屋尘中含有人的肉眼看不到的尘螨，如果随灰尘吸入体内，常引起过敏。另外，有过敏史的患者应该少去公园，家中也尽量不要养花，以免接触花粉引起过敏。

　　2. 少接触致敏物品。对于可能由接触而引起荨麻疹的患者，应当少用含有香料的肥皂，尽量不要接触橡胶、染发剂等化学物品，或是在接触这些物品时戴上手套。

　　3. 戒烟酒。不要喝酒，包括葡萄酒、啤酒。更不要吸烟，不但吸烟者本人有过敏倾向，而且其子女等被动吸烟者也有过敏的可能。

　　4. 合理膳食。在治疗期间忌食鱼虾、海鲜等食品，多吃新鲜蔬菜和瓜果，多饮绿茶，保持排便畅通。

第四章

罐到痛自消，舒筋活络筋骨通

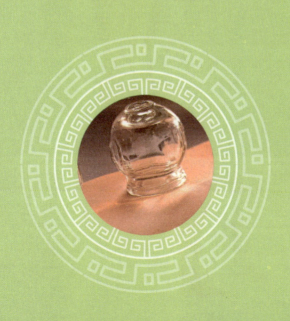

落　枕

　　落枕是指急性颈部肌肉痉挛、强直、酸胀、疼痛，头颈转动障碍等，轻者可自行痊愈，重者可迁延数周。可因劳累过度、睡眠时头颈部位置不当、枕头高低软硬不适，使颈部肌肉长时间处于过度伸展或紧张状态，引起颈部肌肉静力性损伤或痉挛；也可因风、寒、湿邪侵袭，或因外力袭击，或因肩扛重物等导致。中医认为，落枕常因颈筋受挫，气滞血瘀，不通则痛；或素体肝肾亏虚，筋骨萎弱，气血运行不畅，加之夜间沉睡，颈肩外露，感受风寒，气血痹阻，经络不通，遂致本病。在相关穴位拔罐，可以活血化瘀通络、祛风散寒、活血止痛。

选穴定位

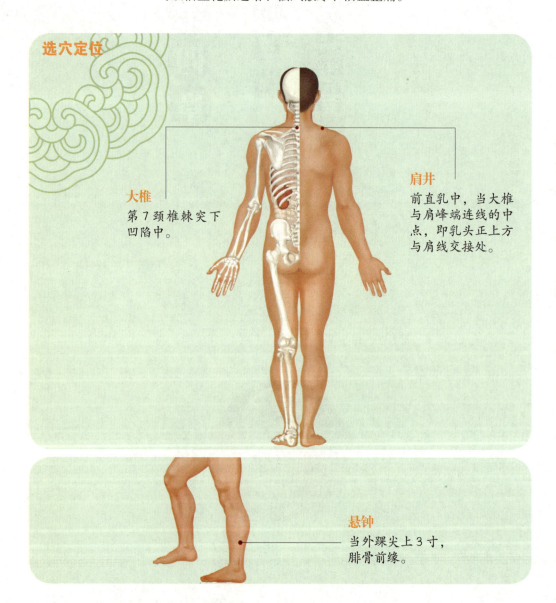

大椎
第 7 颈椎棘突下
凹陷中。

肩井
前直乳中，当大椎与肩峰端连线的中点，即乳头正上方与肩线交接处。

悬钟
当外踝尖上 3 寸，腓骨前缘。

拔罐方法

方法一　1. 让患者取坐位，找到患者疼痛处，先在患侧疼痛处涂上风湿油。也可在疼痛部位轻轻揉捏按摩，使肌肤松弛，促进局部血液循环。

2. 把罐吸拔在疼痛处 10～15 分钟，以皮肤潮红为度。起罐后，擦去风湿油，对穴位皮肤进行消毒处理。这样的治疗每日 1 次。

方法二　将罐吸拔于大椎、肩井、悬钟、局部压痛点，留罐 10～15 分钟。注意观察罐内皮肤的变化，当皮肤充血或有瘀血拔出时即可起罐。这样的治疗每日 1 次。

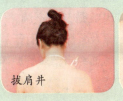

拔肩井

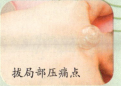

拔局部压痛点

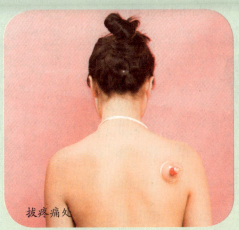

拔疼痛处

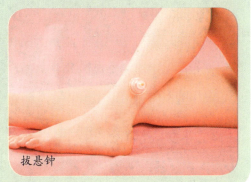

拔悬钟

温馨小贴示
WEN XIN XIAO TIE SHI

拔罐对本病有较好的疗效。在预防和护理方面要注意以下几点。

1. 用枕适当。人生 1/3 的时间是在床上度过的，故枕头的高低软硬对颈椎有直接影响。最佳的枕头应该是能支撑颈椎的生理曲线，并保持颈椎的平直。枕头要有弹性且稳定，枕芯以热压缩海绵枕芯为宜。喜欢仰卧的，枕头的高度为 8 厘米左右；喜欢侧卧的，高度为 10 厘米左右。仰卧位时，枕头的下缘最好垫在肩胛骨的上缘，不能使颈部脱空。枕头不合适，常造成落枕，反复落枕往往是颈椎病的先兆，要及时诊治。另外，要注意的是枕席，枕席以草编为佳，竹席一则太凉，二则太硬，最好不用。

2. 颈部保暖。颈部受寒冷刺激会使肌肉血管痉挛，加重颈部板滞疼痛。在秋冬季节，最好穿高领衣服；天气稍热，夜间睡眠时应注意防止颈肩部受凉；炎热季节，空调房温度不能太低。

3. 姿势正确。颈椎病的主要诱因是工作及学习的姿势不正确，所以，保持良好的姿势能减少劳累，避免损伤。

腰椎间盘突出症

腰椎间盘突出症是较为常见的疾病之一，主要是因为腰椎间盘各部分（髓核、纤维环及软骨板），尤其是髓核，有不同程度的退行性变后，在外力因素的作用下，椎间盘的纤维环破裂，髓核组织从破裂之处突出（或脱出）于后方或椎管内，导致相邻脊神经根遭受刺激或压迫，从而产生腰部疼痛、一侧下肢或双下肢麻木、疼痛等一系列临床症状。腰椎间盘突出症以腰4～腰5、腰5～骶1发病率最高，约占95%。中医认为，腰椎间盘突出症是经络不调、气血瘀滞、筋骨失养、血气不通引起的，多累及督脉和循行于腿部的经脉等。在相关穴位拔罐，可调和气血、疏通经络，缓解肌肉痉挛，从而改善症状。

选穴定位

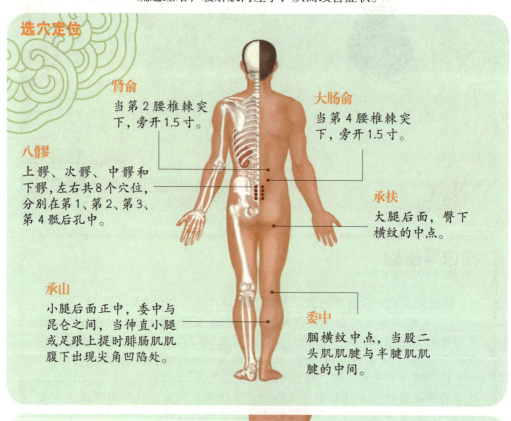

肾俞
当第2腰椎棘突下，旁开1.5寸。

大肠俞
当第4腰椎棘突下，旁开1.5寸。

八髎
上髎、次髎、中髎和下髎，左右共8个穴位，分别在第1、第2、第3、第4骶后孔中。

承扶
大腿后面，臀下横纹的中点。

承山
小腿后面正中，委中与昆仑之间，当伸直小腿或足跟上提时腓肠肌肌腹下出现尖角凹陷处。

委中
腘横纹中点，当股二头肌肌腱与半腱肌肌腱的中间。

居髎
当髂前上棘与股骨大转子最凸点连线的中点处。

环跳
股骨大转子最凸点与骶管裂孔的连线的外1/3与内2/3交点处。

拔罐方法

方法一　让患者取俯卧位，选择适合的罐具，把罐吸拔于腰部压痛点、肾俞、大肠俞、八髎、环跳、居髎、承扶、委中、承山，留罐15～20分钟。每日治疗1次，10次为1个疗程。治疗过程中也可选择部分穴位拔罐，根据患者体质和承受力而定。

方法二　1. 让患者保持俯卧位，先对腰部压痛点进行消毒。施罐者要缓解患者情绪，避免患者过于紧张。

2. 消毒后，用已消毒的三棱针点刺腰部压痛点，至皮肤点状出血。建议施罐者要会针灸，以免对患者健康不利。

3. 叩刺后立即拔罐，留罐15～20分钟，拔出少量瘀血起罐，起罐后擦净皮肤上的血液，再涂上龙胆紫药水。每日1次，5次为1个疗程。

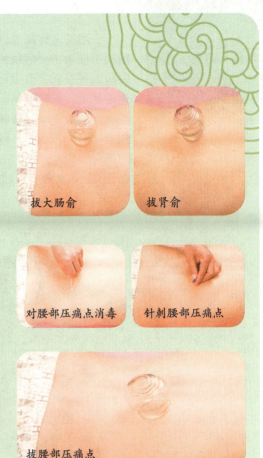

拔大肠俞　　　　拔肾俞

对腰部压痛点消毒　　针刺腰部压痛点

拔腰部压痛点

温馨小贴士
WEN XIN XIAO TIE SHI

　　拔罐治疗本病可明显改善症状，治疗期间应睡硬板床，并注意腰背防寒保暖，对重症患者须配合中西医综合治疗措施。腰椎间盘突出症的发病与个人生活、工作习惯密切相关，发病期间应积极治疗，关键是平时的预防和保健。平时要有良好的坐姿，睡眠时的床不宜太软。长期伏案工作者需要注意桌、椅高度，定期改变姿势。职业工作中需要常弯腰动作者，应定时伸腰、挺胸活动，并使用宽的腰带。应加强腰背肌肉训练，增加脊柱的内在稳定性。如需弯腰取物，最好采用屈髋、屈膝下蹲方式，减少对腰椎间盘后方的压力。也可选择倒着行走，五点支撑，俯卧飞鸟等锻炼方式。饮食宜清淡，多吃一些含钙量高的食物，如牛奶、奶制品、虾皮、海带等。忌肥腻，忌烟酒。

肩周炎

肩周炎又称漏肩风、五十肩、冻结肩，是以肩关节疼痛和活动不便为主要症状的常见病症。早期肩关节呈阵发性疼痛，常因天气变化及劳累而诱发，以后逐渐发展为持续性疼痛，并逐渐加重，昼轻夜重，夜不能寐，不能向患侧侧卧，肩关节向各个方向的主动和被动活动受限。肩部受到牵拉时，可引起剧烈疼痛。中医认为，肩周炎之发病与气血不足，外感风寒湿及闪挫劳伤有关，伤及肩周筋脉，致使气血不通而痛，遂生骨痹。在相关穴位拔罐，可疏通气血、祛除湿邪、减少疼痛。

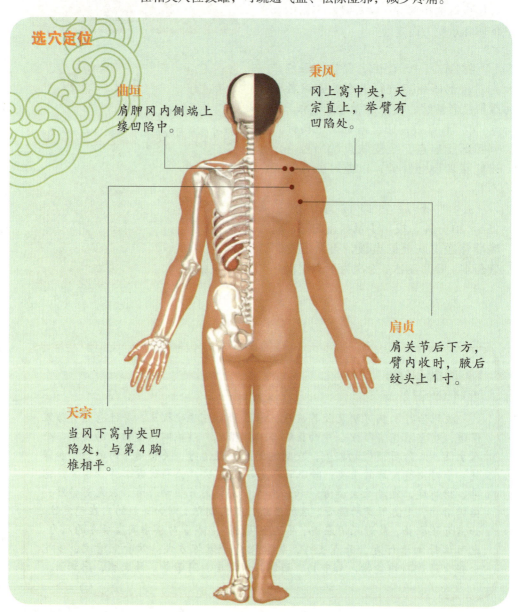

选穴定位

曲垣
肩胛冈内侧端上缘凹陷中。

秉风
冈上窝中央，天宗直上，举臂有凹陷处。

肩贞
肩关节后下方，臂内收时，腋后纹头上1寸。

天宗
当冈下窝中央凹陷处，与第4胸椎相平。

拔罐方法

方法一　1. 在患者肩关节周围找到压痛点，用掌跟或者拇指按揉压痛点，按揉力度以患者能耐受为准。

2. 选择大小合适的罐具，将罐吸拔在压痛点及肩部周围，留罐10～15分钟，以拔出瘀血为度。每日1次，10次为1个疗程。

方法二　让患者取俯卧位，在秉风、曲垣、天宗、肩贞拔罐，留罐10～15分钟。每隔1～2日1次。

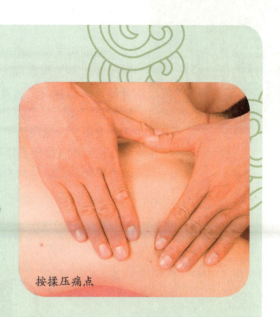

按揉压痛点

方法三　1. 让患者取坐位，对天宗周围皮肤进行消毒。同样，施罐者也要对双手和三棱针进行消毒，以免手上沾染细菌，在接下来的操作中感染患者。

2. 消毒后，用双手从天宗周围向穴位中心推按，使血液集中在天宗上，以穴位皮肤发红，血液大量集中为度。

3. 用手捏紧天宗处皮肤，用三棱针在穴位上刺入1～2分深度（1分约为3毫米），然后快速将针拔出。建议专业人士操作。

4. 迅速把罐吸拔在天宗上。留罐5～10分钟，使之出血10毫升左右。起罐后，用棉球擦干净皮肤，以防感染。每3日1次，5次为1个疗程。

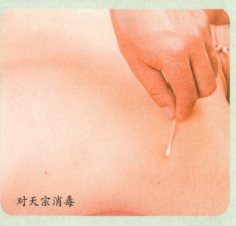

对天宗消毒

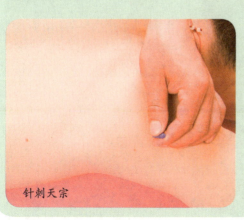

针刺天宗

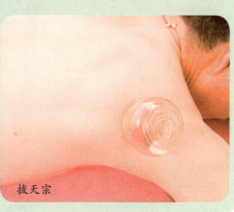

拔天宗

颈椎病

颈椎病又称颈椎综合征，是由于颈部长期劳损，颈椎及其周围软组织发生病理改变或骨质增生等，导致颈神经根、颈部脊髓、椎动脉及交感神经受到压迫或刺激而引起的一组复杂的症候群。多因风寒、外伤、劳损等因素造成，一般出现颈僵，活动受限，一侧或两侧颈、肩、臂放射性疼痛，头痛头晕，肩、臂、指麻木，胸闷心悸等症状。在相关穴位拔罐，能疏通经络，改善脏腑功能，从而有效缓解颈部疼痛，防止颈椎病变。

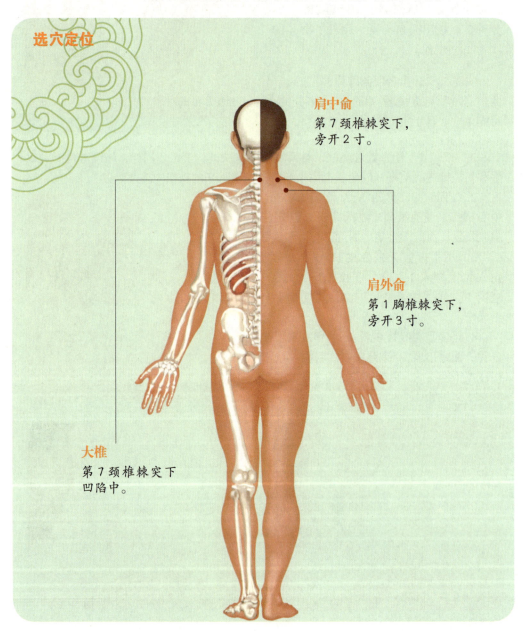

选穴定位

肩中俞
第7颈椎棘突下，旁开2寸。

肩外俞
第1胸椎棘突下，旁开3寸。

大椎
第7颈椎棘突下凹陷中。

拔罐方法

方法一　1. 让患者取俯卧位，对大椎、肩中俞、肩外俞区域消毒。在拔罐过程中，要保持房间温暖，避免着凉。

2. 消毒后，用已消毒的梅花针叩刺大椎、肩中俞、肩外俞，至皮肤发红、有少量出血点。叩刺过程中，要缓解患者情绪，以免影响治疗。

3. 把罐吸拔在相应穴位上，留罐10～15分钟。起罐后，对穴位皮肤进行消毒。每日或隔日1次，10次为1个疗程。

拔肩中俞

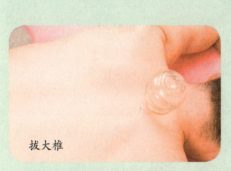

拔大椎

方法二　1. 让患者采取俯卧位，充分暴露背部，对大椎所在部位进行消毒。施罐者在此过程中要缓解患者紧张情绪，以免影响治疗。

2. 消毒后，用已消毒的梅花针扣刺大椎，以轻微出血为度。大椎是人体上的重要穴位，在此穴位拔罐可以舒经活络、行气活血。

3. 将罐吸拔在大椎上，留罐10～15分钟，以被拔罐部位充血发紫，并有少量瘀血和黏液被拔出为度。起罐后，要对穴位皮肤进行消毒，防止感染。每2日1次，10次为1个疗程。

温馨小贴士
WEN XIN XIAO TIE SHI

拔罐对本病有较好的疗效，但要坚持多疗程治疗，以巩固疗效。在预防和护理方面要注意以下几点。

1. 保持乐观精神，树立与疾病艰苦抗衡的思想，配合医生治疗，以减少复发。

2. 加强颈肩部肌肉的锻炼，在工作间歇，做头及双上肢的前屈、后伸及旋转运动，既可缓解疲劳，又能使肌肉发达，从而有利于颈段脊柱的稳定，增强颈肩顺应颈部突然变化的能力。

3. 避免高枕睡眠的不良习惯。高枕使头部前屈，增大下位颈椎的应力，有加速颈椎退行性变的可能。

4. 注意颈肩部保暖，避免头颈负重物、过度疲劳。

5. 注意端正头、颈、肩、背的姿势，不要偏头耸肩，谈话、看书时要正面注视。要保持脊柱的正直。

6. 中医认为胡桃、山茱萸、生地黄、黑芝麻等具有补肾髓之功，合理地少量服用可起到强壮筋骨，推迟肾与关节退行性变的作用。

类风湿性关节炎

类风湿性关节炎是一种以关节病变为主要特征的慢性、全身性、免疫系统异常的疾病。早期有游走性的关节疼痛、肿胀和功能障碍，晚期则出现关节僵硬、畸形，肌肉萎缩和功能丧失。中医认为，本病属"痹证"范畴。在相关穴位拔罐，能使关节周围的风、寒、湿邪透于体表而外泄，从而减轻症状，促进康复。

选穴定位

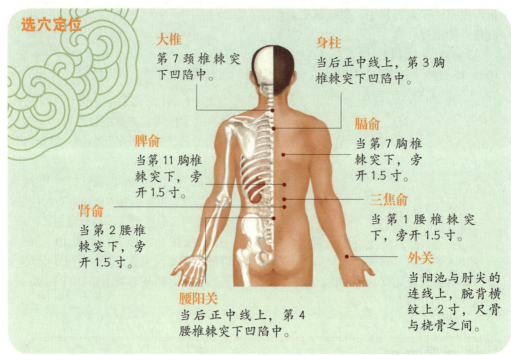

大椎
第 7 颈椎棘突下陷中。

身柱
当后正中线上，第 3 胸椎棘突下陷中。

脾俞
当第 11 胸椎棘突下，旁开 1.5 寸。

膈俞
当第 7 胸椎棘突下，旁开 1.5 寸。

肾俞
当第 2 腰椎棘突下，旁开 1.5 寸。

三焦俞
当第 1 腰椎棘突下，旁开 1.5 寸。

外关
当阳池与肘尖的连线上，腕背横纹上 2 寸，尺骨与桡骨之间。

腰阳关
当后正中线上，第 4 腰椎棘突下陷中。

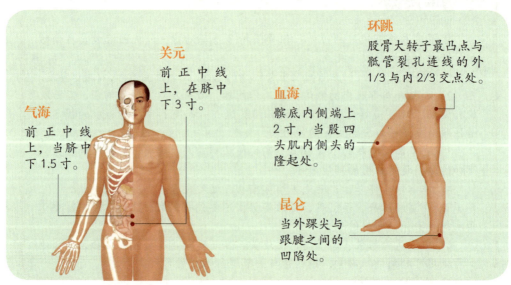

关元
前正中线上，在脐中下 3 寸。

环跳
股骨大转子最凸点与骶管裂孔连线的外 1/3 与内 2/3 交点处。

血海
髌底内侧端上 2 寸，当股四头肌内侧头的隆起处。

气海
前正中线上，当脐中下 1.5 寸。

昆仑
当外踝尖与跟腱之间的陷处。

拔罐方法

方法一 有4组穴位：①大椎、膈俞、脾俞、血海、气海；②外关；③环跳、昆仑；④身柱、腰阳关。如果是上肢有病症，就取①②组穴位；如果是下肢有病症，就取①③组穴位；如果是脊柱有病症，就取①④组穴位。根据患者病情选择对应的穴位，然后让患者选择舒适合理的体位，各穴拔罐后留罐10分钟。每日1次，5次为1个疗程。

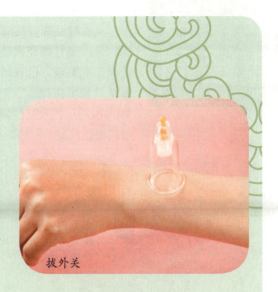

拔外关

方法二 1. 让患者取舒适体位，对关元、肾俞进行消毒。施罐者要安抚患者情绪，消除其紧张心理。

2. 用毫针刺入已消毒穴位，得气后留针10分钟左右。此操作要求施罐者必须会针灸，懂得一定的医疗知识，否则具有一定的危险性。

3. 出针后，把罐吸拔在针刺过的穴位上，留罐10～15分钟。留罐过程中，皮肤有牵拉发胀感都属正常反应，不用紧张。

4. 起罐后，用艾条熏烤关元、肾俞10分钟，以皮肤潮红为度。这样的治疗隔日1次，5次为1个疗程。此法对寒邪引起的类风湿性关节炎疗效好。

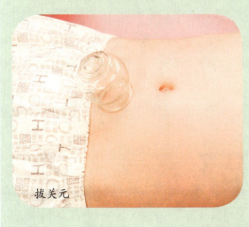

拔关元

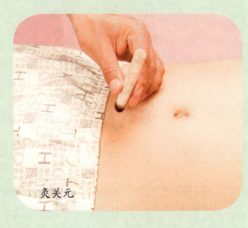

灸关元

坐骨神经痛

坐骨神经痛以疼痛放射至一侧或双侧臀部、大腿后侧为特征，是因坐骨神经根受压导致的。疼痛可以是锐痛，也可以是钝痛，有刺痛，也有灼痛，可以是间断的，也可以是持续的。通常只发生在身体一侧，可因咳嗽、喷嚏、弯腰、举重物而加重。中医认为，坐骨神经痛与肝肾亏虚有关。在相关穴位拔罐，可以清热利湿、舒筋活络、散风止痛，从而有效缓解症状。

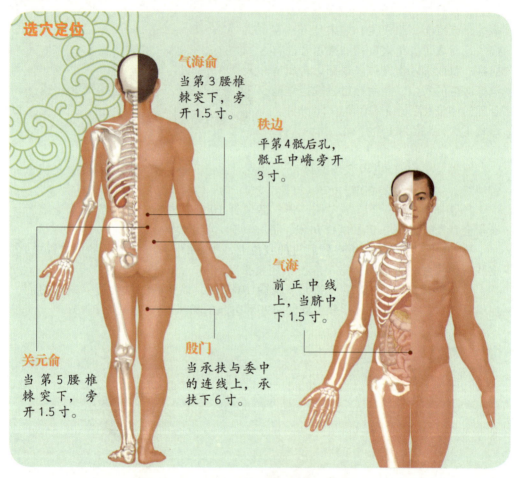

选穴定位

气海俞
当第3腰椎棘突下，旁开1.5寸。

秩边
平第4骶后孔，骶正中嵴旁开3寸。

气海
前正中线上，当脐中下1.5寸。

关元俞
当第5腰椎棘突下，旁开1.5寸。

股门
当承扶与委中的连线上，承扶下6寸。

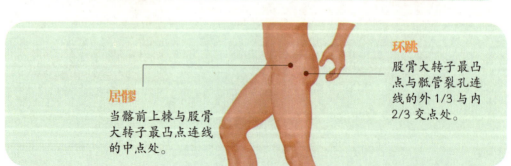

环跳
股骨大转子最凸点与骶管裂孔连线的外1/3与内2/3交点处。

居髎
当髂前上棘与股骨大转子最凸点连线的中点处。

拔罐方法

方法一 1. 让患者取侧卧位，对气海、环跳、殷门、关元俞、居髎进行消毒。施治过程中，施罐者要和患者交流，以缓解其紧张情绪。

2. 用三棱针在已消毒的穴位上点刺，以皮肤潮红或微微出血为度。注意有出血倾向或体质虚寒的人不宜用刺络拔罐法。

3. 将罐吸拔在点刺过的穴位上，留罐 10～15 分钟。起罐后，擦去血迹，并对穴位皮肤进行消毒处理。这样的治疗隔日 1 次。

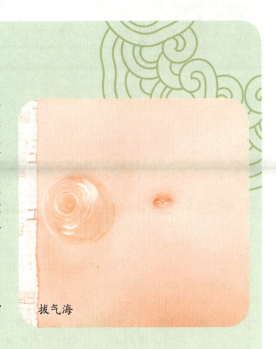
拔气海

方法二 1. 让患者取侧卧位，对气海俞、环跳、殷门、关元俞、秩边、居髎进行消毒。要求施罐者能够熟练使用针灸疗法。

2. 把毫针刺入已消毒的穴位中，留针。注意针柄不要过长，以免触及罐底致插入体内。针刺的深度一定要把握准确，以免影响治疗。

3. 把罐吸拔在留针穴位上，留罐 10 分钟。起罐后，轻轻把针拔出。然后对穴位皮肤进行消毒。

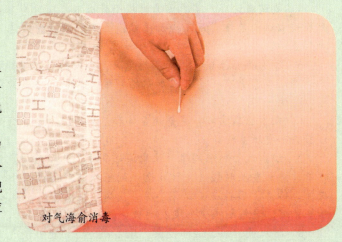
对气海俞消毒

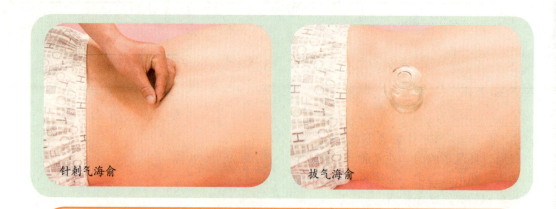

针刺气海俞   拔气海俞

坐骨神经痛可由多种疾病引发，故在拔罐治疗的同时，应对原发病症进行积极诊治。治疗期间要静卧休息，睡硬板床，调节饮食，节制房事，注意保暖，适当做腰腿锻炼。

1. 病情发作期不能睡软床。医生的建议是睡硬板床，这样有助于脊柱复归正确的姿势，使脊柱压迫神经造成的坐骨神经痛得到缓解。

2. 不能穿高跟鞋。坐骨神经痛患者最好穿负跟鞋，顾名思义就是脚跟比脚尖还要低的鞋。这也是纠正脊柱姿势的一种方法。

3. 不可提重物。不能过多、过重地使用腰部肌肉，这会增加坐骨神经炎的发病率。如果非要提重物，先伸直腰，再利用腿部力量提起重物。

4. 要适当运动。不要因为疼痛而卧床不起，这样不利于身体恢复，甚至可能造成肌肉萎缩，反而会加重病情。所以适当的锻炼是好的，不过不可以剧烈运动。

5. 注意腰部保暖。腰部不能受凉，否则易引起腰部神经炎症，加剧腰腿的疼痛。市面上有一些可以加热的腰带，是专门给坐骨神经痛患者设计的，可以尝试一下。

6. 在急性疼痛期，避免提重物和不要用腿、臂和背部用力上举重物，可以推但不要拉重物。

7. 注意饮食起居调养。注意锻炼身体，运动后要注意保护腰部和患肢，内衣汗湿后要及时换洗，防止潮湿的衣服在身上被焙干；出汗后也不宜立即洗澡，待落汗后再洗，以防受凉、受风。饮食有节，起居有常，戒烟限酒，增强体质，避免或减少感染发病机会。

8. 防止风、寒、湿邪侵袭。风、寒、湿邪能够使气血受阻，经络不通。其既是引起坐骨神经痛的重要因素，又是导致坐骨神经痛病情加重的主要原因。

9. 防止细菌及病毒感染。原发性坐骨神经痛也就是坐骨神经炎，是神经间质的炎症，多因牙齿、鼻旁窦、扁桃体等感染后，病原体产生的毒素经血液侵袭坐骨神经而引起。细菌或病毒感染既能引发本病，又能加重本病。

腰肌劳损又称慢性腰痛，主要是指腰骶部肌肉、筋膜、韧带等软组织的慢性损伤而引起的慢性疼痛。临床表现为长期、反复发作的腰背疼痛，时轻时重；劳累、负重后加剧，卧床休息后减轻；阴雨天加重，晴天减轻；腰腿活动无明显障碍，但部分患者伴有脊柱侧弯、腰肌痉挛、下肢牵涉痛等症状。中医认为，腰为肾之府，腰肌劳损病位在督脉和足太阳膀胱经循行范围。肝肾不足，督脉空虚，经脉失养，风、寒、湿、热邪气内侵，或跌仆损伤是其病因病机所在。在相关穴位拔罐，可以活筋通络、软坚散结、畅通气血，对慢性腰肌劳损有很好的防治效果。

腰肌劳损

选穴定位

肾俞
当第2腰椎棘突下，旁开1.5寸。

关元俞
当第5腰椎棘突下，旁开1.5寸。

次髎
当髂后上棘内下方，适对第2骶后孔处。

腰阳关
当后正中线上，第4腰椎棘突下凹陷中。

委中
腘横纹中点，当股二头肌肌腱与半腱肌肌腱的中间。

承山
小腿后面正中，委中与昆仑之间，当伸直小腿或足跟上提时腓肠肌肌腹下出现尖角凹陷处。

拔罐方法

方法一 让患者取合适体位，将罐吸拔在肾俞、关元俞、腰阳关、次髎、委中、承山、腰部压痛点，留罐10～15分钟，至罐内皮肤充血或者有瘀血，拔出时即可起罐。起罐后，对穴位皮肤进行消毒处理。这样的治疗每日1次，每次选择一侧穴位，第二次再拔另一侧穴位，交替进行。

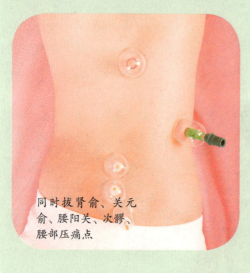

同时拔肾俞、关元俞、腰阳关、次髎、腰部压痛点

方法二 1.让患者取侧卧位，对肾俞、委中、腰部压痛点进行消毒。肾俞是人体上的重要穴位，有强腰利水的功效。

2.用三棱针点刺已消毒的穴位，以微微出血为度。在点刺过程中，患者要保持同一体位，不能乱动，以免影响治疗。

3.把罐吸拔在点刺后的穴位上，留罐10～15分钟。起罐后，擦去血迹，并对穴位皮肤进行消毒，以免感染。

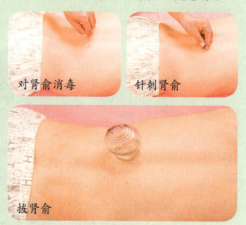

对肾俞消毒　　　　针刺肾俞

拔肾俞

温馨小贴士
WEN XIN XIAO TIE SHI

　　腰痛拔罐治疗期间要静养休息，不做剧烈运动和繁重劳动，纠正不良的立姿和坐姿，节制房事，适当做腰背肌肉功能锻炼，注意腰腿部的防寒保暖。肾小球肾炎、肾盂肾炎引起的腰痛忌用或慎用拔罐。

　　劳累后加重是慢性腰肌劳损的特点，下面介绍几种效果可靠又简便易行的康复锻炼方法。

　　1. 腰部前屈后伸运动。两足分开与肩同宽站立，两手叉腰，做好预备姿势。然后做腰部充分前屈和后伸各4次，运动时要尽量使腰部肌肉放松。

　　2. 腰部回旋运动。姿势同前。腰部做顺时针及逆时针方向旋转各1次，然后由慢到快，由大到小，顺、逆交替回旋8次。

　　3. "拱桥式"。仰卧床上，双腿屈曲，以双足、双肘和后头部为支点（五点支撑）用力将臀部抬高，如拱桥状。随着锻炼的进展，可将双臂放于胸前，仅以双足和头后部为支点进行练习。每日反复锻炼20～40次。

　　足跟痛又称脚跟痛，是足跟一侧或两侧疼痛，不红不肿，行走不便，是由于足跟的骨质、关节、滑囊、筋膜等处病变而引起的疾病。足跟痛多见于中老年人，轻者走路、久站才出现疼痛，重者足跟肿胀，不能站立和行走，平卧时亦有持续酸胀或刺样、灼热样疼痛，疼痛甚至牵及小腿后侧。中医认为，足跟痛多属肝肾阴虚、痰湿、血热等所致。肝主筋、肾主骨，肝肾亏虚，筋骨失养，复感风、寒、湿邪或慢性劳损便导致经络瘀滞，气血运行受阻，使筋骨肌肉失养而发病。在相关穴位拔罐，可以舒筋活血、滋养筋骨，从而消除足部的疼痛和酸楚。

选穴定位

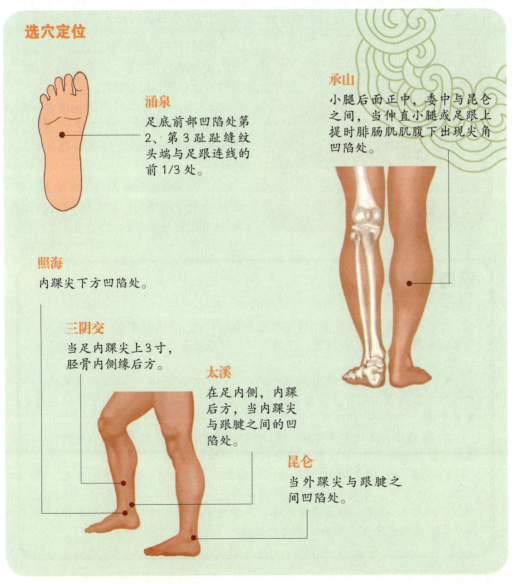

涌泉
足底前部凹陷处第2、第3趾趾缝纹头端与足跟连线的前1/3处。

承山
小腿后面正中，委中与昆仑之间，当伸直小腿或足跟上提时腓肠肌肌腹下出现尖角凹陷处。

照海
内踝尖下方凹陷处。

三阴交
当足内踝尖上3寸，胫骨内侧缘后方。

太溪
在足内侧，内踝后方，当内踝尖与跟腱之间的凹陷处。

昆仑
当外踝尖与跟腱之间凹陷处。

拔罐方法

方法一 1. 让患者取坐位或仰卧，以方便舒适为宜。对患者的涌泉、昆仑、太溪、照海、承山和小腿下端右侧压痛点进行消毒。

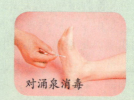

对涌泉消毒

2. 用三棱针轻叩已消毒的穴位皮肤，以微出血为度。注意有出血倾向的人禁用刺络拔罐法，体质虚寒者也慎用。

3. 将罐吸拔在点刺过的穴位上。留罐 10 ~ 15 分钟。起罐后，擦干血迹，

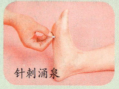

针刺涌泉

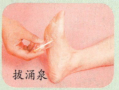

拔涌泉

并用酒精棉球对穴位皮肤进行消毒处理。这样的治疗每日或隔日 1 次。

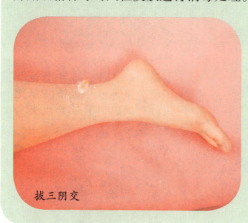

拔三阴交

方法二 1. 让患者取合适体位，对三阴交、昆仑、太溪、照海进行消毒，同时，也对毫针进行消毒。

2. 用毫针针刺已消毒的各穴，得气后留针 10 分钟。然后把针拔出。此操作要求施罐者能够熟练使用针灸疗法。

3. 把罐吸拔在针刺过的穴位上，留罐 10 分钟。起罐后，对穴位皮肤进行消毒。这样的治疗每日 1 次，5 次为 1 个疗程。

温馨小贴士
WEN XIN XIAO TIE SHI

急性足跟痛应卧床休息，缓解后也应减少行走、站立和负重，宜穿软底鞋，每天睡前用热水泡脚 30 分钟。下面介绍几则行之有效的简易疗法，患者不妨一试。

1. 按摩法：按揉足跟部 20 ~ 30 次，活动踝关节 20 ~ 30 次，接着用拇指按揉足跟痛点 1 分钟，每日早晚各 1 次。也可以用食指、拇指反复按压痛处或太溪、三阴交、阴陵泉等，每次 5 ~ 10 分钟，每日 2 ~ 3 次。

2. 疏通法：患者平坐于地，直膝，双脚及脚趾慢慢用力，向脚背钩弯，至最大限度并保持 30 秒，然后慢慢放松，连续 5 ~ 10 次。

3. 浴足法：用食醋 1000 毫升，加热至沸，待不烫脚时，浸泡患足，每次 20 ~ 30 分钟，每日 1 ~ 2 次，连用半个月。也可用苏木、白附子、麻黄、当归、川芎各 30 克，水煎浸洗足部，同时用手搓揉足跟。每次 15 分钟，每日 2 次，有祛寒除湿、和血止痛之功效。

第五章
轻松拔罐，祛除难言之隐

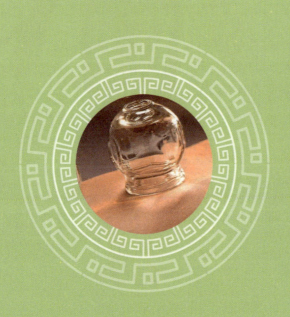

痔疮

　　痔疮是指直肠末端黏膜下和肛管皮下的静脉丛发生扩大曲张或移位所形成的柔软静脉团，或肛管皮下血栓形成和增生的结缔组织。发生在肛门内的叫内痔，在肛门外的叫外痔，内外均有的为混合痔。外痔在肛门边常有增生的皮瓣，发炎时疼痛；内痔便后可见出血，颜色鲜红，附在粪便外部。痔核可出现肿胀、疼痛、瘙痒、流水、出血等，大便时会脱出肛门。中医认为，痔疮是热迫血下行，瘀结不散导致的。在相关穴位拔罐，可以疏散风邪、培元补气。

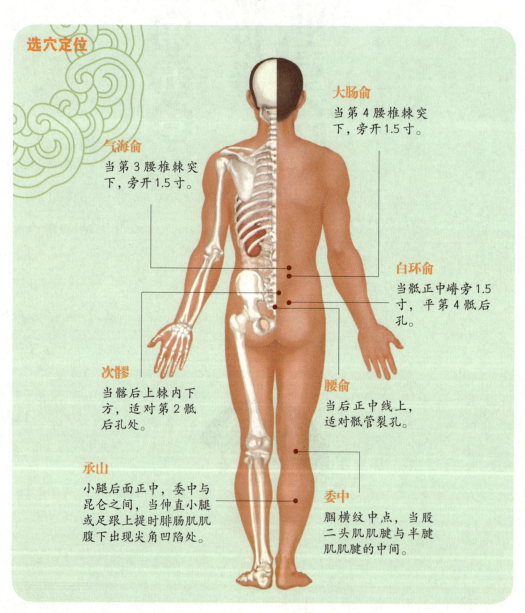

选穴定位

气海俞
当第 3 腰椎棘突下，旁开 1.5 寸。

大肠俞
当第 4 腰椎棘突下，旁开 1.5 寸。

白环俞
当骶正中嵴旁 1.5 寸，平第 4 骶后孔。

次髎
当髂后上棘内下方，适对第 2 骶后孔处。

腰俞
当后正中线上，适对骶管裂孔。

承山
小腿后面正中，委中与昆仑之间，当伸直小腿或足跟上提时腓肠肌肌腹下出现尖角凹陷处。

委中
腘横纹中点，当股二头肌肌腱与半腱肌肌腱的中间。

拔罐方法

方法一 1. 让患者取俯卧位，对大肠俞、气海俞、委中、承山进行消毒。若是冬天拔罐，房间应保持适宜的温度，防止患者着凉。

2. 用三棱针轻叩已消毒的穴位，以微微出血为度。体质虚寒的患者不适宜用刺络拔罐法，直接把罐吸拔在穴位上即可。

3. 把罐吸拔在针刺后的穴位上，留罐15~20分钟。起罐后，擦去血迹，并对穴位皮肤进行消毒处理。每日或隔日1次，5次为1个疗程。

方法二 1. 让患者取俯卧位，对白环俞、腰俞、次髎、承山进行消毒。如果患者大便溏稀、肛门坠胀严重，可加拔建里、足三里；便血较严重的患者可加拔中脘、二白。

2. 用毫针针刺已消毒的穴位，得气后留针。采用留针罐法时，要小心操作，以免针刺入体过深，影响治疗。

3. 把罐吸拔在针刺过的穴位上，留罐10~20分钟。起罐后，把针轻轻拔出，然后用酒精棉球对拔罐部位进行消毒。每日1次，6次为1个疗程。

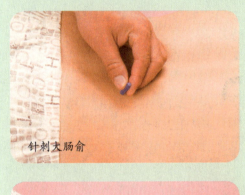

针刺大肠俞

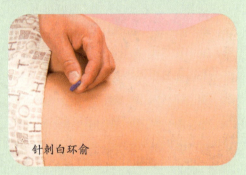

针刺白环俞

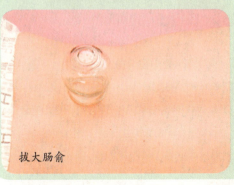

拔大肠俞

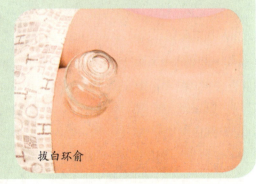

拔白环俞

温馨小贴士
WEN XIN XIAO TIE SHI

拔罐治疗本病期间忌食生、冷、辛辣食物，忌劳累负重，节制房事。痔疮的发病率很高，即便痔疮患者经手术治疗或其他疗法治疗后，复发率亦较高。究其原因，除治疗不彻底外，不注意预防痔疮的发生，也是重要因素。

脱肛

脱肛即直肠脱垂，即直肠壁部分或全层向下移位。直肠壁部分下移，即直肠黏膜下移，称黏膜脱垂或不完全脱垂；直肠壁全层下移，称完全脱垂。若下移的直肠壁在肛管直肠腔内，称内脱垂；下移到肛门外，称为外脱垂。主要症状为有肿物自肛门脱出。初发时肿物较小，排便时脱出，便后自行复位。以后肿物脱出渐频，体积增大，便后需用手托回肛门内，伴有排便不尽和下坠感。最后在咳嗽、用力甚至站立时亦可脱出。随着脱垂加重，引起不同程度的肛门失禁，常有黏液流出，导致肛周皮肤出现湿疹、瘙痒。因直肠排空困难，常出现便秘，大便次数增多，呈羊粪样。黏膜糜烂，破溃后有血液流出。内脱垂常无明显症状，偶尔在行肠镜检查时发现。中医认为，脱肛多因人体气血不足、中气下陷或湿热下注、久泻下痢，以致直肠不能收摄固涩。在相关穴位拔罐，可以补元气，增强身体抵抗力，对脱肛有一定的治疗作用。

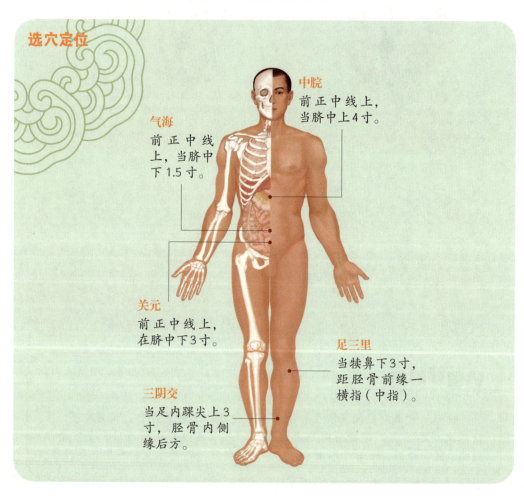

选穴定位

中脘
前正中线上，当脐中上4寸。

气海
前正中线上，当脐中下1.5寸。

关元
前正中线上，在脐中下3寸。

足三里
当犊鼻下3寸，距胫骨前缘一横指（中指）。

三阴交
当足内踝尖上3寸，胫骨内侧缘后方。

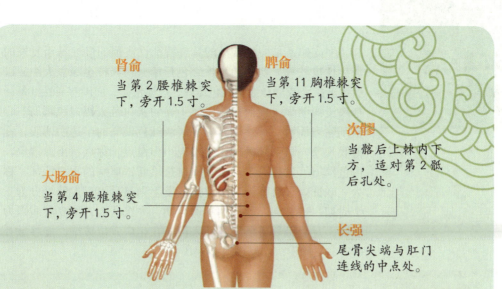

肾俞
当第 2 腰椎棘突下，旁开 1.5 寸。

脾俞
当第 11 胸椎棘突下，旁开 1.5 寸。

次髎
当髂后上棘内下方，适对第 2 骶后孔处。

大肠俞
当第 4 腰椎棘突下，旁开 1.5 寸。

长强
尾骨尖端与肛门连线的中点处。

拔罐方法

方法一 1. 让患者取仰卧位，在气海拔罐，留罐 10～15 分钟，以罐内皮肤充血或拔出瘀血为度。拔罐前，若患者皮肤比较干燥，应先涂上润滑油再拔罐。

2. 再让患者取俯卧位，在次髎、足三里、脾俞、肾俞拔罐，留罐 10～15 分钟。起罐后，对拔罐部位进行消毒处理。这样的治疗每日 1 次。

方法二 1. 让患者取合适体位，用艾条温灸脾俞、大肠俞、次髎、长强、中脘、气海、关元、足三里、三阴交，每穴灸 3 分钟左右。注意在艾灸过程中不要烫伤皮肤。

2. 将罐吸拔在已灸过的穴位上。留罐 10～15 分钟，每日 1 次。

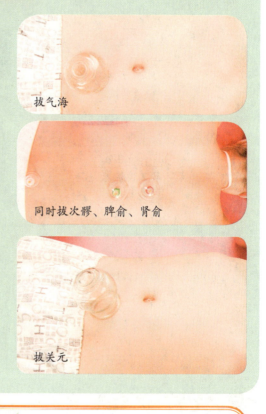

拔气海

同时拔次髎、脾俞、肾俞

拔关元

注 意
ZHU YI

拔罐过程中，在合适体位上灸完一个穴位就把罐拔上，操作完毕，再取合适体位继续艾灸和拔罐。

牛皮癣

　　牛皮癣，是一种常见的具有特征性皮损的慢性易于复发的炎症性皮肤病。初起为炎性红色丘疹，约粟粒至绿豆大小，以后逐渐扩大或融合成棕红色斑块，边界清楚，周围有炎性红晕，基底浸润明显，表面覆盖多层干燥的灰白色或银白色鳞屑。轻轻刮除表面鳞屑，逐渐露出一层淡红色发亮的半透明薄膜，称薄膜现象。再刮除薄膜，则出现小出血点，称点状出血现象。白色鳞屑、发亮薄膜和点状出血是诊断银屑病的重要特征，称为三联征。寻常型银屑病皮损从发生到最后消退大致可分为三个时期：进行期、静止期和退行期。中医认为，牛皮癣病因为肝阴不足、肺气虚弱、外邪入侵。在相应穴位拔罐，能够滋补肝肾、祛除湿气，从而改善症状。

选穴定位

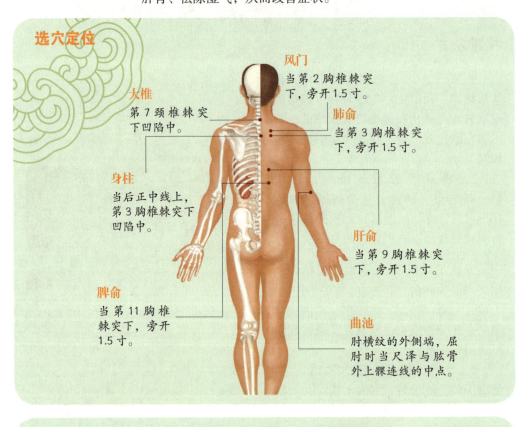

风门
当第2胸椎棘突下，旁开1.5寸。

大椎
第7颈椎棘突下凹陷中。

肺俞
当第3胸椎棘突下，旁开1.5寸。

身柱
当后正中线上，第3胸椎棘突下凹陷中。

肝俞
当第9胸椎棘突下，旁开1.5寸。

脾俞
当第11胸椎棘突下，旁开1.5寸。

曲池
肘横纹的外侧端，屈肘时当尺泽与肱骨外上髁连线的中点。

血海
髌底内侧端上2寸，当股四头肌内侧头的隆起处。

拔罐方法

方法一 1. 确定两组穴位，第一组为肺俞、脾俞、身柱、血海，第二组为大椎、风门、肝俞。选择一组穴位拔罐。让患者取坐位，对所选穴位消毒。

2. 用三棱针点刺已消毒穴位，以微微出血为度。体质虚寒的患者不要用刺络拔罐法，以免伤害身体。

3. 把罐吸拔在针刺过的穴位上，留罐15～20分钟。起罐后，擦干净血迹，并消毒。这样的治疗每日1次，两组穴位交替使用。

方法二 1. 让患者取俯卧位，对大椎、曲池进行消毒。同时施罐者要消除患者的紧张情绪，以免影响治疗。

2. 用三棱针点刺已消毒的穴位，点刺后，用手在穴位处挤出2～3滴血，注意挤血时手也要用酒精棉球消毒，以免穴位皮肤感染细菌。

3. 把罐吸拔在点刺过的穴位上，留罐15～20分钟，以拔出2～3毫升血为宜。起罐后，擦去血迹，对穴位皮肤进行消毒。这样的治疗隔日1次，10次为1个疗程，每个疗程间隔5天。

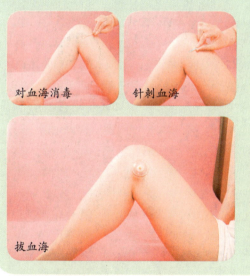

对血海消毒　针刺血海

拔血海

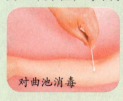
对曲池消毒

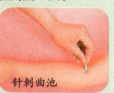
针刺曲池

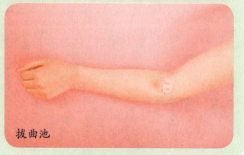
拔曲池

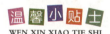

温馨小贴士
WEN XIN XIAO TIE SHI

拔罐对本病有较好的疗效，但要坚持多疗程治疗，以巩固疗效。在预防和护理方面要注意：治疗牛皮癣的话，需要保健的身体部位有肚脐、后背、脊柱、足部。对肚脐适当的热敷和揉捏，可调整人体气血、改善体内脏腑功能；人体中大量的免疫细胞就蕴藏在背部的皮下，按摩背部或进行刮痧可以激活免疫细胞；按摩脊柱有助于增强身体的免疫力；足部是穴位集中的地方，还对应着人体的五脏六腑，保护好足部可以起到温经通络、开窍醒脑的作用。足部保健方式比较多，如用热水浸泡、搓脚、叩击、按压等。

白癜风

白癜风是因皮肤色素脱失而发生的局限性白斑。本病好发于青壮年，儿童亦有之。多因七情内伤，肝气郁结，气机不畅，复感风湿之邪，搏于肌肤，致气血失和，血不荣肤所致。临床表现为皮肤突然出现色素脱失斑，以后逐渐扩大，呈现大小不等的圆形或椭圆形白斑，单发或多发，无痒痛等自觉症状。在相应穴位拔罐，能够调节脏腑、祛除湿气，从而改善症状。

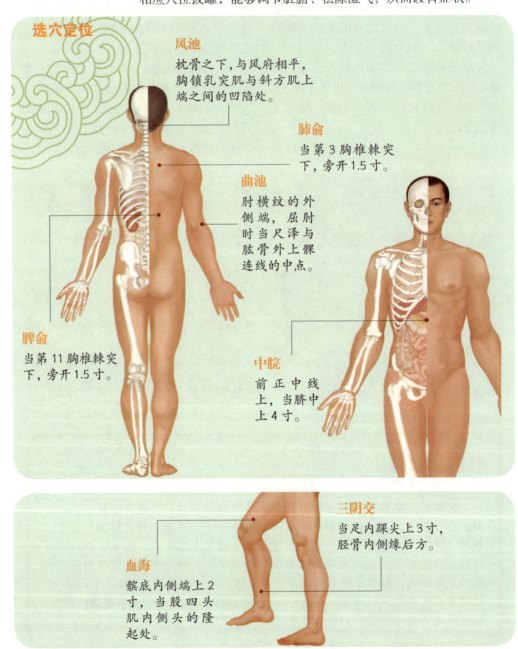

选穴定位

风池
枕骨之下，与风府相平，胸锁乳突肌与斜方肌上端之间的凹陷处。

肺俞
当第3胸椎棘突下，旁开1.5寸。

曲池
肘横纹的外侧端，屈肘时当尺泽与肱骨外上髁连线的中点。

脾俞
当第11胸椎棘突下，旁开1.5寸。

中脘
前正中线上，当脐中上4寸。

三阴交
当足内踝尖上3寸，胫骨内侧缘后方。

血海
髌底内侧端上2寸，当股四头肌内侧头的隆起处。

拔罐方法

方法一　1. 对发病部位进行局部消毒，消毒的范围要稍大于发病部位。

2. 用三棱针在发病部位进行点刺，点刺的力度以微微出血为度，不可过大。

3. 把罐吸拔在点刺后的发病部位，旋转移动罐体，至皮肤充血发红。此操作相当于走罐法，要覆盖整个发病部位，使发病部位皮肤充血发红即可起罐。

4. 上述操作完成后，让患者取合适体位，把罐吸拔在脾俞、中脘，留罐15～20分钟。

5. 起罐后，用艾条温灸脾俞、中脘5～10分钟。这样的治疗每日1次，5次为1个疗程。

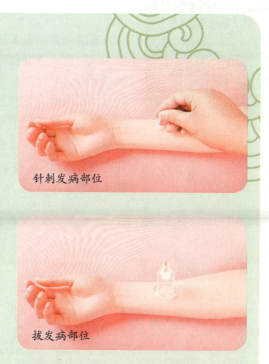

针刺发病部位

拔发病部位

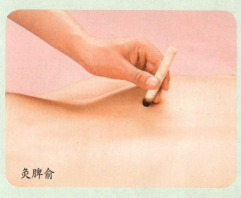

灸脾俞

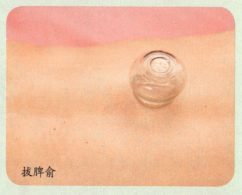

拔脾俞

方法二　让患者取坐位，把罐吸拔在风池、肺俞、曲池、中脘、血海、三阴交上，留罐10～15分钟，每日1次。根据患者体质，可同时拔罐，也可先拔一部分穴位，然后再拔另一部分，避免因拔罐太多，患者无法承受。

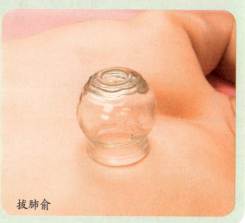

拔肺俞

皮肤瘙痒

皮肤瘙痒是指无原发皮疹，但有瘙痒的一种皮肤病，中医称为风瘙痒。皮肤瘙痒的病因尚不明了，多认为与某些疾病有关，如糖尿病、肝病、肾病等；同时还与一些外界因素刺激有关，如寒冷、湿热、化纤织物等。中医认为，皮肤瘙痒病因为湿热蕴于肌肤，或血虚肝旺、生风生燥、肌肤失养或胆肝湿热下注，或感染滴虫毒邪，或病久脾虚、肝肾不足，或冲任不调、兼湿热内蕴。在相关穴位拔罐，能行气活血、疏风止痒、祛风散寒、扶正祛邪。

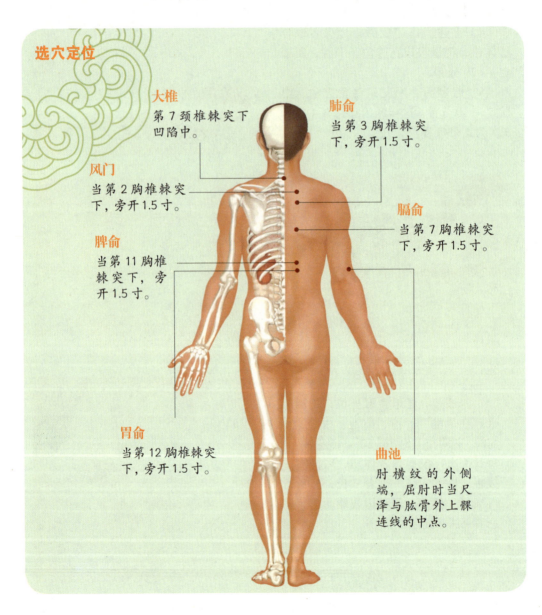

选穴定位

大椎
第 7 颈椎棘突下凹陷中。

肺俞
当第 3 胸椎棘突下，旁开1.5寸。

风门
当第 2 胸椎棘突下，旁开1.5寸。

膈俞
当第 7 胸椎棘突下，旁开1.5寸。

脾俞
当第 11 胸椎棘突下，旁开1.5寸。

胃俞
当第 12 胸椎棘突下，旁开1.5寸。

曲池
肘横纹的外侧端，屈肘时当尺泽与肱骨外上髁连线的中点。

拔罐方法

方法一 让患者取合适体位，将罐吸拔于大椎、风门、膈俞、曲池。若这几处穴位皮肤有抓痕、血痂，要先对穴位皮肤消毒再拔罐。留罐 10～15 分钟，每日 1 次。起罐后，对拔罐处皮肤进行消毒，以免感染。

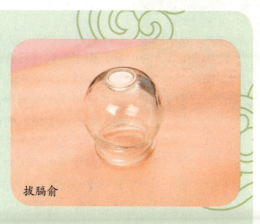
拔膈俞

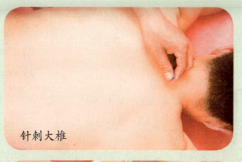
针刺大椎

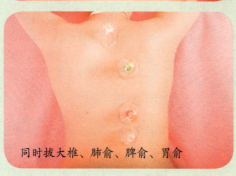
同时拔大椎、肺俞、脾俞、胃俞

方法二 1.让患者取俯卧位，充分暴露背部皮肤，然后对脊柱两侧皮肤消毒。因消毒部位较大，酒精挥发会带走身体热量，所以要调节室内温度，以免患者着凉。

2.施罐者用三棱针在患者的脊柱两侧自颈部以中度刺激叩刺至骶部，再重点叩刺大椎、肺俞、脾俞、胃俞，使其微微出血。施罐者要有一定的针灸知识，否则不易掌握力度。

3.寻找脊柱两侧的出血部位，把罐吸拔在出血点上，留罐 10～15 分钟。这样的治疗隔日 1 次，连续 3 次为 1 个疗程。

温馨小贴士
WEN XIN XIAO TIE SHI

患者平时还要注意穿柔软而宽松的内衣，质地以棉制、丝织品为宜，不宜穿毛制品。日常生活中注意皮肤卫生，还要避免搔抓、热水烫洗等，禁忌酒类、浓茶、咖啡及辛辣食品，少吃鱼、虾、蟹等，多吃蔬菜和水果。顺便提醒一下，长期顽固性全身性瘙痒或老年性瘙痒患者要特别注意有无内脏疾病或恶性肿瘤存在。同时要注意外用的一些糖皮质激素类药物不宜长期大量使用。

带状疱疹

带状疱疹是由水痘－带状疱疹病毒引起的急性感染性皮肤病。由于本病毒具有亲神经性，感染后可长期潜伏于脊髓神经后根神经节的神经元内，当抵抗力低下或劳累、感染、感冒时，病毒可再次生长繁殖，并沿神经纤维移至皮肤，使受侵犯的神经和皮肤产生强烈的炎症。皮疹一般有单侧性和按神经节段分布的特点，由集簇性的疱疹组成，并伴有疼痛；年龄越大，神经痛越重。中医认为，带状疱疹是因为肝胆火盛及脾湿郁久，外感毒邪而发。在相关穴位拔罐，能够清利肝胆湿热、解毒止痛、扶正祛邪、化瘀止痛，从而达到治疗的目的。

选穴定位

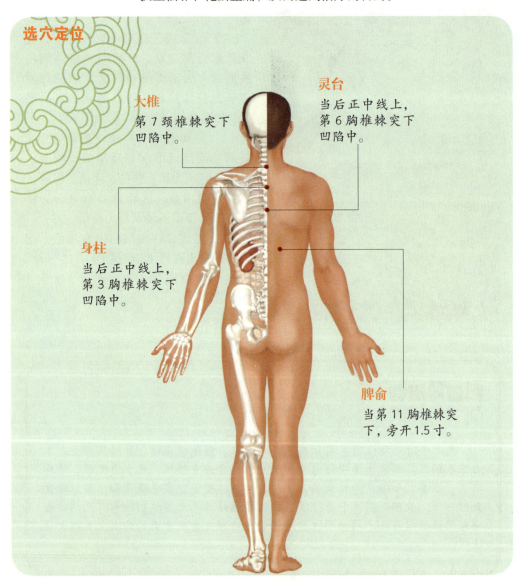

大椎
第 7 颈椎棘突下凹陷中。

灵台
当后正中线上，第 6 胸椎棘突下凹陷中。

身柱
当后正中线上，第 3 胸椎棘突下凹陷中。

脾俞
当第 11 胸椎棘突下，旁开 1.5 寸。

拔罐方法

方法一 1. 让患者取合适体位，露出病灶部位、大椎、灵台，消毒病灶部位及穴位皮肤。消毒可能会使患部有刺痛感，患者要忍耐。

2. 用三棱针重叩病灶部位、大椎、灵台，使之出血。病灶部位也可以在拔罐前温灸 10～15 分钟代替用三棱针重叩。

3. 渗血后，迅速把罐密排吸拔在病灶部位。大椎、灵台各拔 1 个罐，留罐 15 分钟。起罐后，若病灶部位疱疹溃破、渗液多时，可涂上龙胆紫药水进行消毒。这样的治疗每日或隔日 1 次。

方法二 1. 让患者取俯卧位，暴露背部，对大椎、肝俞、身柱、脾俞进行消毒。

2. 消毒后，用三棱针点刺已消毒的穴位，以微微出血为度。

3. 针刺后，取其中的 3 个穴位，将罐吸拔在穴位上，留罐 10～15 分钟，每日或隔日 1 次。

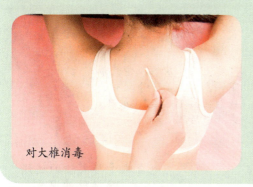
对大椎消毒

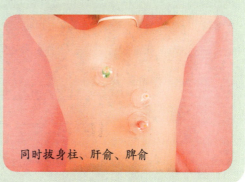
同时拔身柱、肝俞、脾俞

温馨小贴士
WEN XIN XIAO TIE SHI

带状疱疹具有一种其他疾病所没有的典型特征，那就是剧烈疼痛。患者在发病期间，常常会因为疼痛剧烈难忍，进而影响了自己的心情及注意力。在预防和护理方面要注意以下几点。

1. 早期宜卧床休息，取侧卧位。平时也要注意多休息。

2. 经常修剪指甲，并保持清洁；皮疹部避免搔抓，以防继发细菌感染。

3. 皮疹早期为红斑、丘疹或小水疱时，可以外用炉甘石洗剂，每日多次，但涂药前应将药液充分摇匀，注意毛发较长部位不宜用；如果出现了水疱、大疱、血疱时应及时用清洁注射器抽吸，但注意尽量不要损伤疱壁；如果渗出较多，或者有大片糜烂、溃疡，甚至坏疽时，应遵医嘱用呋喃西林液或新霉素溶液湿敷；必要时用氦氖激光或红外线照射，效果更好。头皮有破损时，应尽量剪除局部头发，保持创面清洁，预防感染。

4. 加强营养，劳逸结合。在饮食方面忌吃油腻的食物、海鲜及蛋类，家禽也尽量不吃，吃些清淡的食物并给以易消化的饮食和充足的水分。老年人应该适度进行体育锻炼，积极治疗各种慢性疾病，有效地提高机体抵抗力，从而防止本病的发生。

遗　精

遗精是指无性交而精液自行外泄的一种男性疾病。有梦（睡眠时）而精液外泄者为梦遗；无梦（清醒时）而精液外泄者为滑精，无论是梦遗还是滑精都称为遗精。中医认为，遗精的病位在心、肝、肾；病因为脏虚、湿热、痰火、瘀血；基本病机为脏虚失固，邪扰精室。在相关穴位拔罐，可以祛除病邪、补肾固精，从而达到治疗的目的。

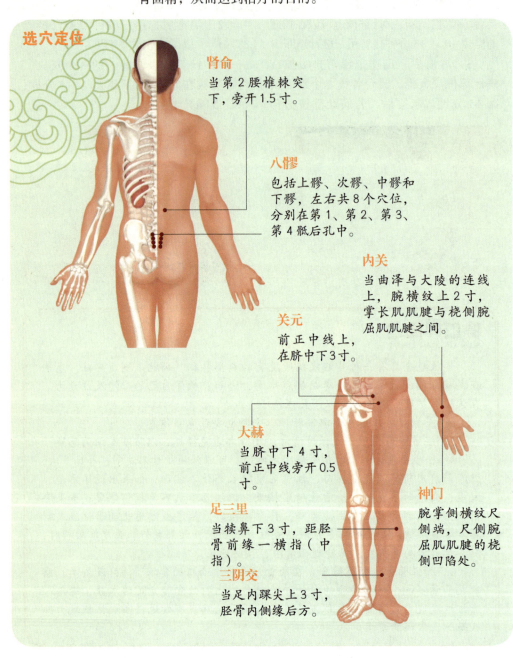

选穴定位

肾俞
当第2腰椎棘突下，旁开1.5寸。

八髎
包括上髎、次髎、中髎和下髎，左右共8个穴位，分别在第1、第2、第3、第4骶后孔中。

内关
当曲泽与大陵的连线上，腕横纹上2寸，掌长肌肌腱与桡侧腕屈肌肌腱之间。

关元
前正中线上，在脐中下3寸。

大赫
当脐中下4寸，前正中线旁开0.5寸。

神门
腕掌侧横纹尺侧端，尺侧腕屈肌肌腱的桡侧凹陷处。

足三里
当犊鼻下3寸，距胫骨前缘一横指（中指）。

三阴交
当足内踝尖上3寸，胫骨内侧缘后方。

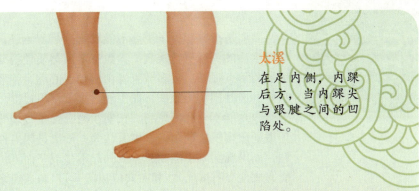

太溪

在足内侧，内踝后方，当内踝尖与跟腱之间的凹陷处。

拔罐方法

方法一 1. 让患者取俯卧位，在背部的肾俞、八髎拔罐，分别留罐10分钟。注意观察罐内皮肤变化，等罐内皮肤充血或拔出瘀血时即可起罐。

2. 背部拔罐完毕后，再让患者取仰卧位，在关元、大赫、足三里、内关、神门、太溪拔罐，留罐10分钟。起罐后对穴位皮肤进行消毒处理。这样的治疗每日1次。

方法二 1. 让患者取仰卧位，对关元、三阴交、足三里进行消毒。在操作过程中要注意患者的保暖，避免患者着凉感冒。

2. 用三棱针叩击已消毒的穴位。此操作要求施罐者能够熟练使用针灸疗法，能够把握施针的力度，以免造成伤害。

3. 把罐吸拔在针刺过的穴位上，留罐10～15分钟。起罐后，擦去血迹，对穴位皮肤进行消毒。这样的治疗每日或隔日1次。

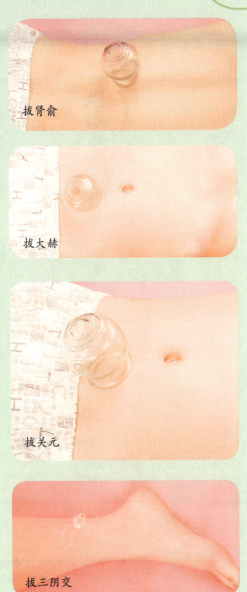

拔肾俞

拔大赫

拔关元

拔三阴交

阳痿

阳痿是指成年男子阴茎不能勃起或勃起不坚，不能进行正常性生活的一种男性疾病。少数患者由器质性病变引起，如生殖器畸形、损伤；大多数患者由精神、心理、神经功能、不良嗜好、慢性疾病等致病，如手淫过度、房事过度、神经衰弱、生殖腺功能不全、糖尿病、长期饮酒、过量吸烟等。大体可分为虚证阳痿及实证阳痿。中医认为，阳痿是因男性阴阳平衡失调，而出现阴茎不能勃起，或勃起不坚或坚而不持久，以致不能完成性交的情况。在相关穴位拔罐，可以疏通经络、滋养肾脏，从而达到治疗疾病的目的。

选穴定位

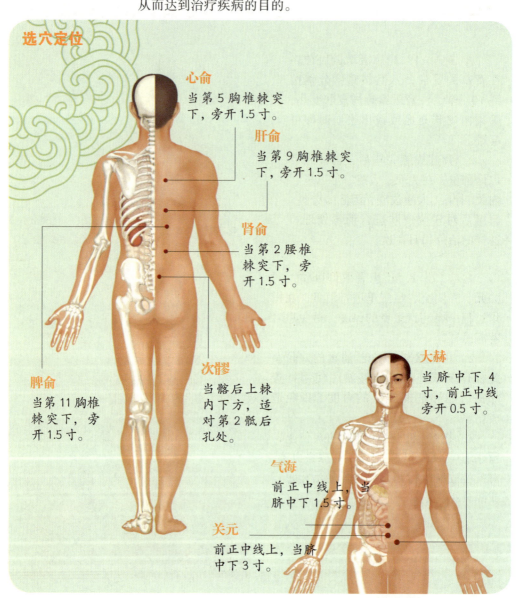

心俞
当第5胸椎棘突下，旁开1.5寸。

肝俞
当第9胸椎棘突下，旁开1.5寸。

肾俞
当第2腰椎棘突下，旁开1.5寸。

脾俞
当第11胸椎棘突下，旁开1.5寸。

次髎
当髂后上棘内下方，适对第2骶后孔处。

大赫
当脐中下4寸，前正中线旁开0.5寸。

气海
前正中线上，当脐中下1.5寸。

关元
前正中线上，当脐中下3寸。

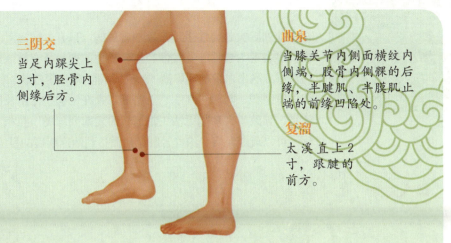

三阴交
当足内踝尖上3寸，胫骨内侧缘后方。

曲泉
当膝关节内侧面横纹内侧端，股骨内侧髁的后缘，半腱肌、半膜肌止端的前缘凹陷处。

复溜
太溪直上2寸，跟腱的前方。

拔罐方法

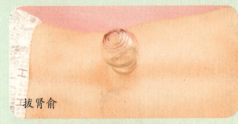
拔肾俞

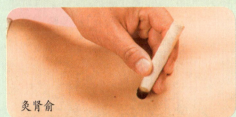
灸肾俞

方法一 1. 让患者取俯卧位，把罐吸拔在肾俞上，留罐10～15分钟。注意观察皮肤变化，以皮肤充血为度。起罐后，要对皮肤进行消毒处理，以免感染。

2. 起罐后用艾条温灸肾俞10～15分钟，以皮肤有温热感为宜。同理，对气海、关元、三阴交进行同样的操作。这样的治疗每日1次，7次为1个疗程。

方法二 1. 让患者取俯卧位，充分暴露背部，把罐吸拔在心俞、肝俞、脾俞、肾俞、次髎，留罐10～15分钟。起罐后，对穴位皮肤进行消毒处理，以免感染。

2. 背上穴位吸拔完毕，再让患者取合适体位，在关元、大赫、曲泉、三阴交、复溜拔罐，留罐10～15分钟。这样的治疗每日1次，10次为1个疗程。

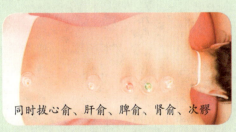
同时拔心俞、肝俞、脾俞、肾俞、次髎

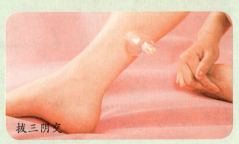
拔三阴交

前列腺炎

前列腺炎是男性生殖系统的常见病。只有少数患者有急性病史，多表现为慢性、复发性经过。慢性前列腺炎有排尿延迟、尿后滴尿或滴出白色前列腺液、遗精、早泄、阳痿等症状。中医认为，体内有寒积、热积、气积、血瘀等毒素在，这些毒素长期在体内蕴结，导致生理功能无法正常运转而发前列腺炎。在相关穴位拔罐，可以疏通经络、滋养肾脏，从而达到治疗疾病的目的。

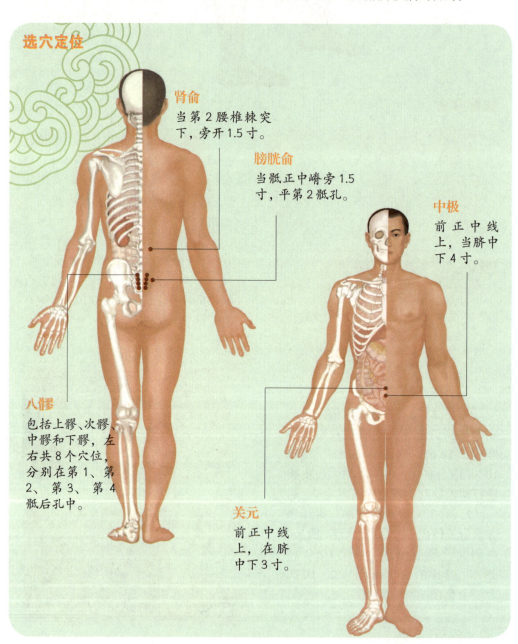

选穴定位

肾俞
当第2腰椎棘突下，旁开1.5寸。

膀胱俞
当骶正中嵴旁1.5寸，平第2骶孔。

中极
前正中线上，当脐中下4寸。

八髎
包括上髎、次髎、中髎和下髎，左右共8个穴位，分别在第1、第2、第3、第4骶后孔中。

关元
前正中线上，在脐中下3寸。

三阴交

当足内踝尖上3寸，胫骨内侧缘后方。

阴陵泉

当胫骨内侧髁后下方凹陷处。

太溪

在足内侧，内踝后方，当内踝尖与跟腱之间的凹陷处。

太冲

当第1跖骨间隙的后方凹陷处。

拔罐方法

方法一　1. 让患者取俯卧位，对八髎区域皮肤进行消毒。

2. 消毒后，用三棱针点刺这8个穴位，使其微微出血。同时，施针者要缓解患者情绪，以免患者过于紧张而影响治疗。

3. 针刺后，选择大小合适的罐具，吸拔在八髎上，留罐5分钟。起罐后，要用酒精棉球对拔罐部位进行消毒，以防感染。

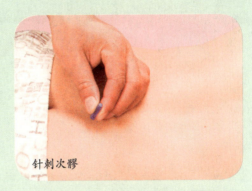

针刺次髎

4. 操作结束后，再让患者取仰卧位，用同样的方法拔罐关元、阴陵泉、三阴交，留罐10～15分钟。这样的治疗每日1次，10次为1个疗程。

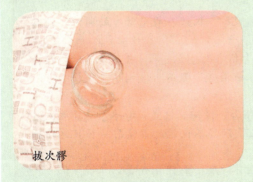

拔次髎

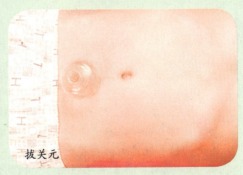

拔关元

方法二　1. 让患者取坐位或仰卧（腹部），以方便舒适为宜。把罐吸拔在关元、中极、阴陵泉、三阴交、太冲，留罐10～15分钟。起罐后，要对穴位皮肤进行消毒。

2. 操作结束后，再让患者取合适体位，把罐吸拔在肾俞、膀胱俞、太溪，留罐10～15分钟。起罐后，对穴位皮肤进行消毒。这样的治疗每日或隔日1次。

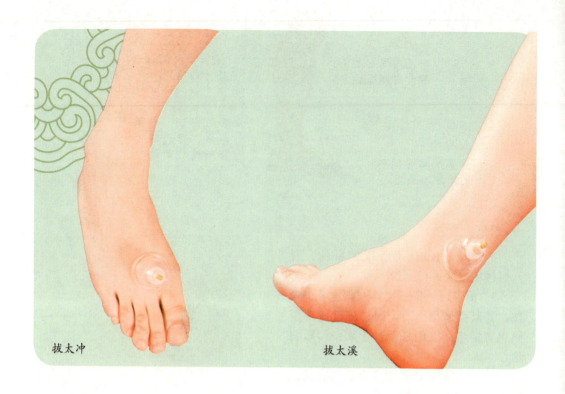

拔太冲   拔太溪

　　前列腺炎患者往往生活、饮食极不规律。因此在规范治疗的同时，尚需注意自我调护。

　　1. 正确认识前列腺炎。前列腺炎是常见病、多发病，并不是不治之症，更不用羞愧，需减轻心理压力，只要积极治疗，做好自我调护，症状是可以缓解直至痊愈的。

　　2. 加强锻炼。根据个人情况选择爬山、慢跑、快走、游泳等易开展的运动，每次30～40分钟，每周3～4次。锻炼不仅能改善体质，而且运动后患者的精神状态也会明显好转。

　　3. 戒酒，忌食辛辣刺激性食物，但不主张严格限制饮食。

　　4. 避免手淫，提倡规律正常的性生活。

　　5. 避免过劳、感冒受凉、憋尿和骑车过久。

　　6. 避免久坐，端坐时间超过2小时，可站立活动5～10分钟。

　　7. 保持大便通畅。

　　8. 坚持热水坐浴或热水袋热敷会阴。

第六章

关爱女性，呵护孩子健康

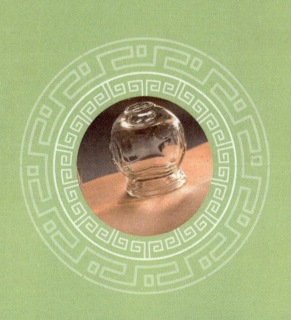

关爱女性，赶走妇科常见病

痛经

痛经也称行经腹痛，是指妇女在行经前后或正值行经期间，小腹及腰部疼痛，甚至剧痛难忍，常伴有面色苍白，头面冷汗淋漓，手足厥冷，泛恶呕吐，并随着月经周期而发作。中医认为，痛经主要病机在于邪气内伏，经血亏虚，导致胞宫的气血运行不畅，"不通则痛"；或胞宫失于濡养，"不荣则痛"。在相关穴位拔罐，可以调节气血、滋养肝脏，从而达到治疗疾病的目的。

选穴定位

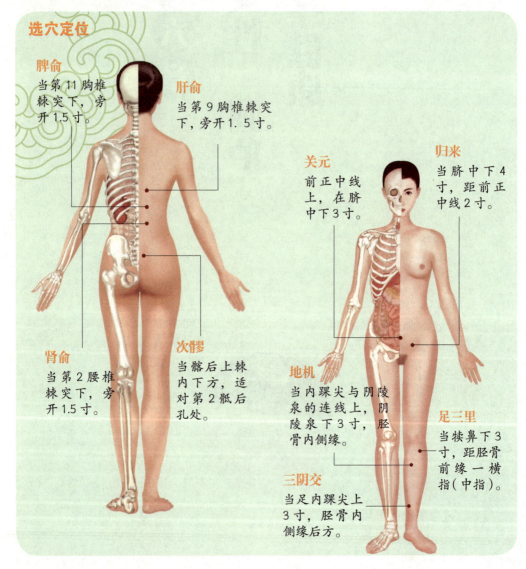

脾俞
当第11胸椎棘突下，旁开1.5寸。

肝俞
当第9胸椎棘突下，旁开1.5寸。

关元
前正中线上，在脐中下3寸。

归来
当脐中下4寸，距前正中线2寸。

肾俞
当第2腰椎棘突下，旁开1.5寸。

次髎
当髂后上棘内下方，适对第2骶后孔处。

地机
当内踝尖与阴陵泉的连线上，阴陵泉下3寸，胫骨内侧缘。

足三里
当犊鼻下3寸，距胫骨前缘一横指（中指）。

三阴交
当足内踝尖上3寸，胫骨内侧缘后方。

拔罐方法

方法一 1. 在患者经期前2～3天或者在月经期间进行拔罐。让患者取俯卧位，将罐吸拔在次髎上，留罐15～20分钟。拔罐时关注罐内皮肤的变化，当皮肤充血或有瘀血拔出时即可起罐。起罐后要对皮肤进行消毒处理。

2. 让患者取仰卧位，将罐吸拔在关元、归来、三阴交、足三里，留罐15～20分钟。起罐后，对拔罐部位进行消毒处理，以免感染。这样的治疗每日1次，7次为1个疗程。

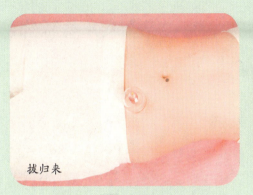
拔归来

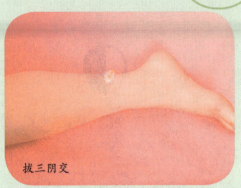
拔三阴交

方法二 1. 让患者取仰卧位，对关元、归来、三足里、三阴交、地机进行消毒。在消毒过程中，要缓解患者情绪，以免患者在接下来的操作中身体抖动，影响治疗。

2. 用毫针针刺已消毒的穴位，得气后不出针。此操作要求施罐者能够熟练使用针灸疗法，针刺深度要把握准确。

3. 把罐吸拔在针刺后的穴位上，留罐10～15分钟。起罐后，把针拔出，对拔罐部位进行消毒。上述操作完毕，再让患者取俯卧位，对肝俞、脾俞、肾俞同样用留针罐法把罐吸拔在穴位上，留罐10～15分钟。每日1次，10次为1个疗程。

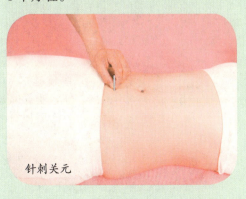
针刺关元

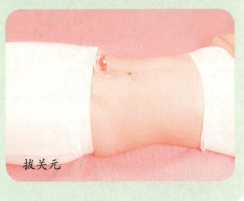
拔关元

月经不调

月经不调是指月经的周期、行经时间、颜色、经量、质地等发生异常改变的一种妇科常见疾病。临床表现为月经时间提前或延后、量或多或少、颜色或鲜红或淡红、经质或清稀或赤稠，并伴有头晕、心跳快、心胸烦闷、容易发怒、夜晚睡眠不好、小腹胀满、腰酸腰痛、精神疲倦等症状。中医认为，月经不调病因为血热、肾气气亏、气血虚弱等。在相关穴位拔罐，可以调节气血、滋养肝肾，对治疗有积极的作用。

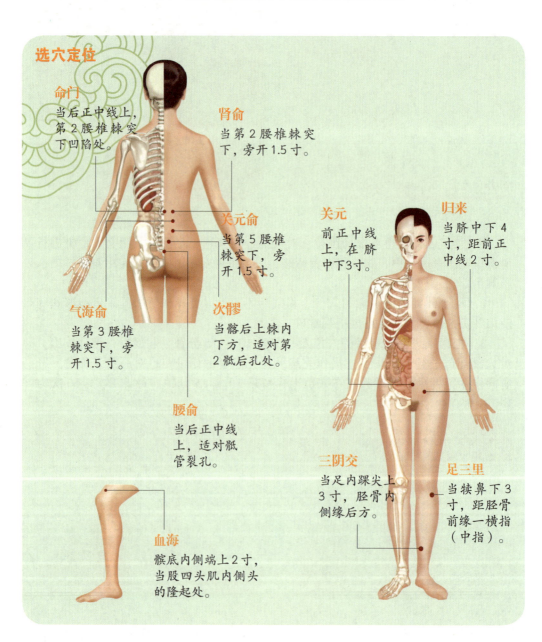

选穴定位

命门
当后正中线上，第2腰椎棘突下凹陷处。

肾俞
当第2腰椎棘突下，旁开1.5寸。

关元俞
当第5腰椎棘突下，旁开1.5寸。

关元
前正中线上，在脐中下3寸。

归来
当脐中下4寸，距前正中线2寸。

气海俞
当第3腰椎棘突下，旁开1.5寸。

次髎
当髂后上棘内下方，适对第2骶后孔处。

腰俞
当后正中线上，适对骶管裂孔。

三阴交
当足内踝尖上3寸，胫骨内侧缘后方。

足三里
当犊鼻下3寸，距胫骨前缘一横指（中指）。

血海
髌底内侧端上2寸，当股四头肌内侧头的隆起处。

拔罐方法

方法一 1. 让患者取仰卧位，对关元、血海进行消毒。关元是人体上的一个重要穴位，对其拔罐可调节内分泌，达到治疗生殖系统疾病的目的。

2. 消毒后，用三棱针分别点刺关元、血海 3 ~ 5 下，以皮肤潮红或微微出血为度。同时施罐者要缓解患者情绪，避免患者精神紧张，影响治疗。

3. 把罐吸拔在针刺后的穴位上，留罐 10 ~ 15 分钟。拔罐完毕后，再让患者取俯卧位，用同样的方法对命门、腰俞、气海俞、关元俞行刺络拔罐法。这样的治疗每日或隔日 1 次。

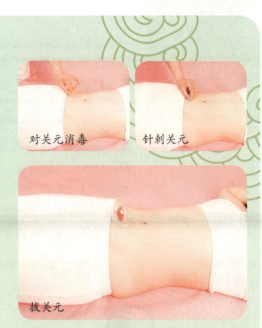

对关元消毒　　针刺关元

拔关元

方法二 1. 让患者取俯卧位，充分暴露背部。拔罐前先在罐口和背部涂上润滑油，以免皮肤干燥，走罐时拉伤皮肤。

2. 把罐吸拔在命门上，然后在命门至腰俞，足太阳膀胱经的肾俞到次髎来回走罐，直至皮肤出现瘀血为止。起罐后，擦去润滑油，并对皮肤进行消毒。

3. 起罐结束后，用毫针针刺关元、归来、足三里、三阴交，留针。此操作要求施罐者能够熟练使用针灸疗法，以免对患者造成伤害。

4. 把罐拔于针上，留罐 10 ~ 15 分钟。起罐后，对拔罐部位皮肤进行消毒。这样的治疗每日 1 次，10 次为 1 个疗程。

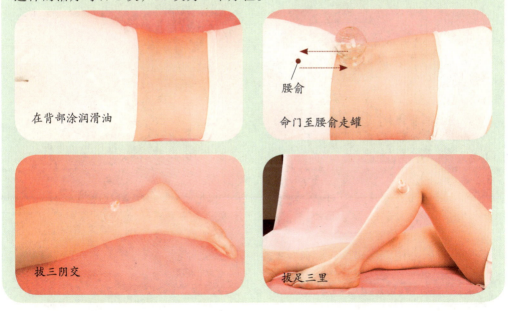

在背部涂润滑油

腰俞

命门至腰俞走罐

拔三阴交

拔足三里

慢性盆腔炎

盆腔炎是指妇女盆腔内生殖器官及其周围组织受细菌感染后引起的炎性病变。大多因流产、分娩、产褥、刮宫术消毒不严、经期不卫生等，被细菌感染后而引发。本病有急性与慢性之分，急性治疗不当，可迁延成慢性。急性期表现为高热寒战，下腹胀痛，白带增多，呈脓样，有腥臭气味，伴有腹泻或便秘；慢性期表现为下腹隐痛及有下坠感，腰骶酸痛，月经失调，痛经，低热，白带增多，精神不振，重者可导致不孕。中医认为，本病以肾气不足、带脉失约为本，湿热、瘀血、寒凝、痰湿为标，属于本虚标实证。在相关穴位拔罐，可以祛除湿邪、活血化瘀、培补元气，增强身体免疫力。

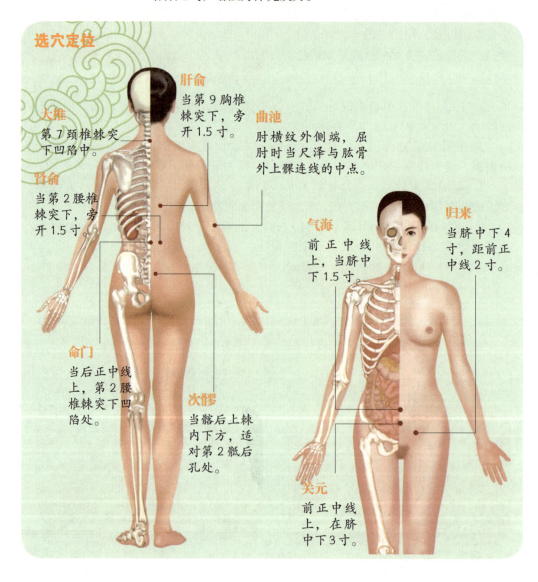

选穴定位

大椎
第 7 颈椎棘突下凹陷中。

肾俞
当第 2 腰椎棘突下，旁开 1.5 寸。

肝俞
当第 9 胸椎棘突下，旁开 1.5 寸。

曲池
肘横纹外侧端，屈肘时当尺泽与肱骨外上髁连线的中点。

气海
前正中线上，当脐中下 1.5 寸。

归来
当脐中下 4 寸，距前正中线 2 寸。

命门
当后正中线上，第 2 腰椎棘突下凹陷处。

次髎
当髂后上棘内下方，适对第 2 骶后孔处。

关元
前正中线上，在脐中下 3 寸。

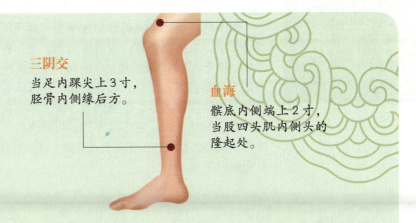

三阴交
当足内踝尖上3寸，
胫骨内侧缘后方。

血海
髌底内侧端上2寸，
当股四头肌内侧头的
隆起处。

拔罐方法

方法一　让患者取俯卧位，先把罐吸定在肝俞、肾俞、命门、大椎、曲池中的任一穴位，然后稍加推拉或旋转立即向上提拉罐具，使之脱离皮肤，发出"啪"的响声，如此反复操作，以上每穴吸拔5～10次，以皮肤潮红或呈紫红色为度。这样的治疗每日1次，7次为1个疗程。

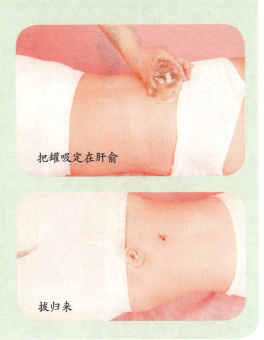

把罐吸定在肝俞

方法二　选择两组穴位，第一组为关元、气海、归来，第二组为肝俞、肾俞、次髎、三阴交，每次选用一组穴位，留罐15～20分钟。起罐后，对拔罐部位进行消毒。这样的治疗每日1次，两组穴位交替进行，7次为1个疗程。

拔归来

带下病

带下病是指妇女阴道分泌物增多，且连绵不断，色黄、色红、带血，或黏稠如脓，或清稀如水，气味腥臭。患者常伴有心烦、口干、头晕、腰酸痛、小腹有下坠感或肿痛感、阴部瘙痒、小便少及颜色黄、全身乏力等症状。中医认为，带下病的病机主要是脏腑功能失常，湿从内生，或下阴直接感染湿毒虫邪，致使湿邪损伤任带，使任脉不固、带脉失约，带浊下注胞中，流溢于阴窍而发病。在相关穴位拔罐，能清热排毒、滋养脏腑，从而缓解症状。

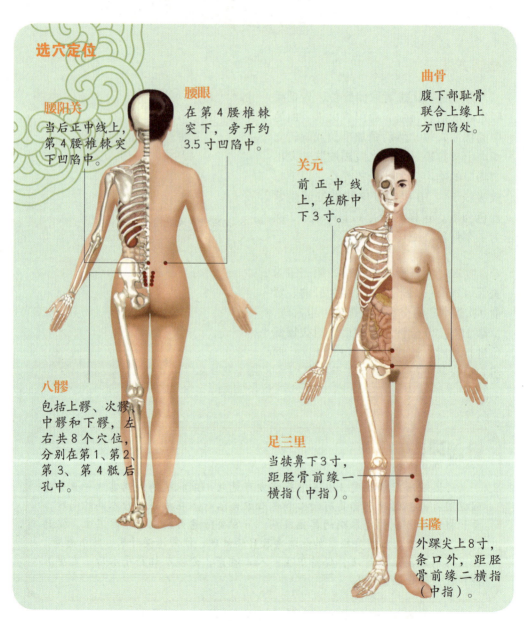

选穴定位

腰阳关
当后正中线上，第4腰椎棘突下凹陷中。

腰眼
在第4腰椎棘突下，旁开约3.5寸凹陷中。

曲骨
腹下部耻骨联合上缘上方凹陷处。

关元
前正中线上，在脐中下3寸。

八髎
包括上髎、次髎、中髎和下髎，左右共8个穴位，分别在第1、第2、第3、第4骶后孔中。

足三里
当犊鼻下3寸，距胫骨前缘一横指（中指）。

丰隆
外踝尖上8寸，条口外，距胫骨前缘二横指（中指）。

拔罐方法

方法一 1. 让患者取俯卧位，对腰阳关、腰眼、八髎进行消毒。施罐者在治疗前要了解患者有无其他疾病，是否适合拔罐。

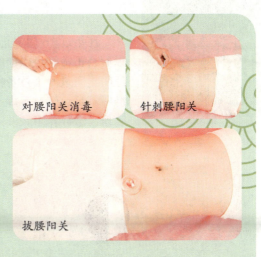

对腰阳关消毒　针刺腰阳关

拔腰阳关

2. 把毫针迅速刺入已消毒的穴位，然后立即出针。此操作要求施罐者一定要把握好针刺的力度，过深或过浅都达不到治疗的效果。

3. 出针后将罐吸拔在穴位上，留罐10～15分钟。起罐后，对拔罐部位进行消毒。这样的治疗每隔3～4天1次，7次为1个疗程。

方法二 1. 让患者取仰卧位，用艾条对关元、曲骨、足三里、丰隆分别灸10分钟，以有温热感为宜。小心操作，防止烫伤皮肤。

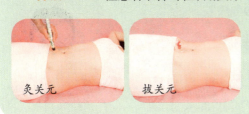

灸关元　拔关元

2. 将罐吸拔在已灸过的穴位，留罐10～15分钟。起罐后，对穴位皮肤进行消毒处理。这样的治疗每隔1～3天1次。

温馨小贴士
WEN XIN XIAO TIE SHI

在预防和护理方面要注意以下几点。

1. 积极预防。平时应积极参加体育锻炼，增强体质，下腹部要保暖，防止风冷之邪入侵，饮食要有节制，不吃生冷、辛辣和刺激性的食物，戒烟酒。注意阴部卫生，节制房事。经期禁止游泳，防止病菌上行感染；浴具要分开；有脚癣者，擦脚布与洗会阴布分开；提倡淋浴，厕所改为蹲式，以防交叉感染。

2. 保健护理。根据带下的异常颜色及其特有症状，又有白带、黄带、赤带、青带、黑带和五色带之分。白带量多或有臭味，并伴不适症状者则为带下病，可因外感湿邪，或脾失健运、肾气不固、带脉失约所致，可予清化湿热、健脾化湿或益肾固涩止带之法治疗。黄带带下色黄如脓，黏腻秽臭，多见于生殖道炎症，治疗应以清热解毒、抗菌消炎、化湿止带之法为主。赤带乃阴道内流出红色而黏浊的分泌物，或有腥臭味，若伴有重度糜烂的宫颈炎，应积极治疗，并定期进行普查，必要时做宫颈活检，以排除宫颈癌。带下五色混杂，黏腻如脓状，秽臭异常，称为五色带，如为生殖道炎症所致，积极抗菌消炎、清解热毒；如为恶性肿瘤，应行手术和抗癌治疗。

闭 经

凡年过 16 周岁仍未行经者称为原发性闭经；在月经初潮以后，正常绝经以前的任何时间内（妊娠或哺乳期除外），月经闭止超过 6 个月者称为继发性闭经。中医认为，闭经病因为肝肾不足、气血亏虚、血脉失通。在相关穴位拔罐，可以调补气血、滋肾养阴。

选穴定位

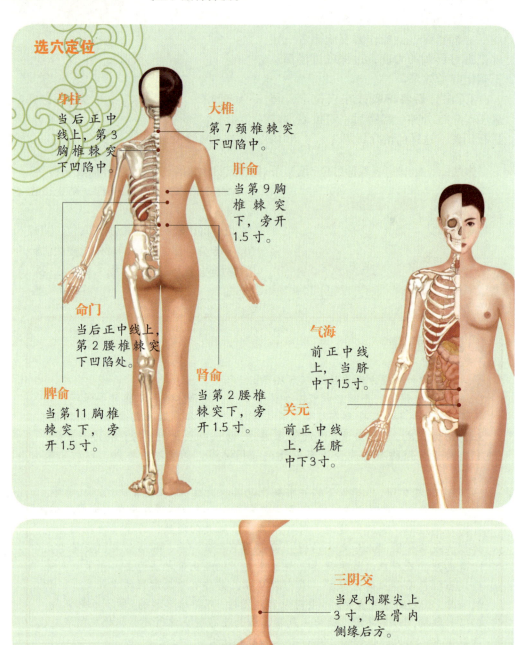

身柱
当后正中线上，第 3 胸椎棘突下凹陷中。

大椎
第 7 颈椎棘突下凹陷中。

肝俞
当第 9 胸椎棘突下，旁开 1.5 寸。

命门
当后正中线上，第 2 腰椎棘突下凹陷处。

肾俞
当第 2 腰椎棘突下，旁开 1.5 寸。

气海
前正中线上，当脐中下 15 寸。

脾俞
当第 11 胸椎棘突下，旁开 1.5 寸。

关元
前正中线上，在脐中下 3 寸。

三阴交
当足内踝尖上 3 寸，胫骨内侧缘后方。

拔罐方法

方法一 选择两组穴位，第一组为大椎、肝俞、脾俞，第二组为身柱、肾俞、气海、三阴交。每天选择一组穴位，把罐吸拔在穴位上，留罐15分钟，每日1次，两组穴位交替使用。

方法二 1. 选定三组穴位，第一组为大椎、肝俞、脾俞，第二组为身柱、肾俞、气海、三阴交，第三组为命门、关元。每次拔罐选择一组穴位，让患者取适当体位，对穴位皮肤进行消毒。

2. 用三棱针在已消毒的穴位上点刺，以微微出血为度。此操作要求施罐者能够熟练使用针灸疗法，点刺的力度要把握得当。

3. 将罐吸拔在针刺后的穴位上，留罐15分钟。起罐后，擦去血迹，并对拔罐部位进行消毒。这样的治疗每日1次。三组穴位交替使用。

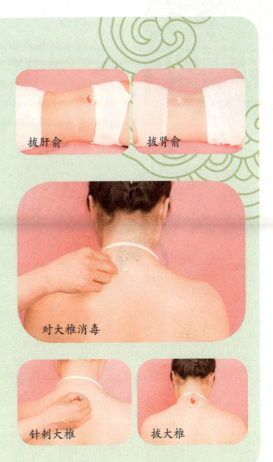

拔肝俞　　拔肾俞

对大椎消毒

针刺大椎　　拔大椎

温馨小贴士
WEN XIN XIAO TIE SHI

女性出现闭经前的症状后，除了要及时就医检查治疗之外，在预防和护理方面要注意以下几点。

1. 控制饮食摄入。肥胖者还应控制饮食，少吃甜食及富含脂肪的食物，同时要采取各种有效措施来达到减肥的目的。

2. 适当服用药物。有些闭经患者经过身心调整或停服避孕药后，月经可自然恢复；有些闭经患者经用黄体酮、促排卵药等治疗后可恢复行经。

3. 保持心情舒畅。避免精神紧张与不良刺激，以免气血紊乱，影响月经的正常来潮。适当地进行体育锻炼和体力劳动，以增强体质，保证气血的正常运行。

4. 调整饮食习惯。不挑食、不偏食，多吃一些高蛋白食物，如蛋类、牛奶、瘦肉、鱼类、牡蛎、虾等，以及蔬菜、水果，以保证营养。

乳腺炎

乳腺炎是指乳腺的急性化脓性感染，是产褥期的常见病、引起产后发热的原因之一，常见于哺乳妇女，尤其是初产妇。本病可在哺乳期的任何时间发生，而刚开始哺乳时最为常见。中医认为，乳腺炎多为情志不舒或胃经蕴热，使乳汁瘀滞所致。在相应部位拔罐，能够疏肝理气、行气通乳，从而缓解症状。

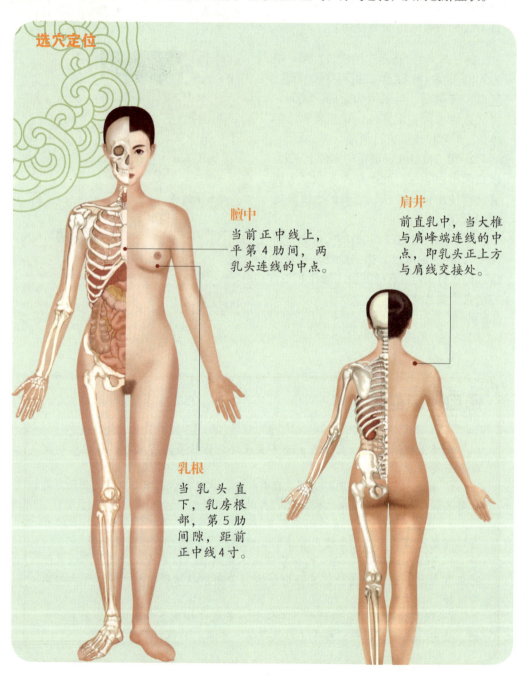

选穴定位

膻中
当前正中线上，平第4肋间，两乳头连线的中点。

肩井
前直乳中，当大椎与肩峰端连线的中点，即乳头正上方与肩线交接处。

乳根
当乳头直下，乳房根部，第5肋间隙，距前正中线4寸。

拔罐方法

方法一　1. 让患者取仰卧位，对膻中穴位皮肤进行消毒。在膻中拔罐不仅能够治疗乳腺炎，还可催乳。

2. 消毒后，用三棱针对准膻中点刺数次，以微微出血为度。此操作要求施罐者能够熟练使用针灸疗法，以免对患者造成伤害。

3. 将小号罐具吸拔在点刺过的穴位上，使其出血 5 ~ 15 毫升。起罐后，擦去血迹，对穴位皮肤进行消毒。每日 1 次，一般 3 次即可痊愈。

方法二　1. 让患者取坐位，对肩井、

乳根进行消毒。在拔罐前要询问患者有无不适合拔罐的病症，以免对患者造成伤害。

2. 用三棱针对已消毒的穴位点刺，以微微出血为度。在针刺过程中，要避免患者情绪过于紧张，影响治疗。

3. 将罐吸拔在点刺过的穴位上，留罐 15 分钟。起罐后，擦去血迹，并对拔罐部位进行消毒，以免感染。这样的治疗每日 1 次。

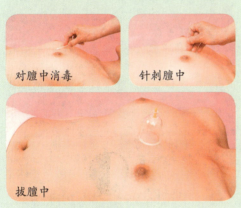

对膻中消毒　　针刺膻中

拔膻中

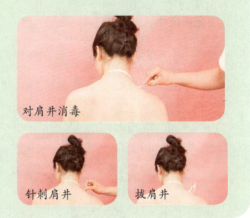

对肩井消毒

针刺肩井　　拔肩井

温馨小贴士
WEN XIN XIAO TIE SHI

　　乳腺炎也分急性和慢性两类，其中急性乳腺炎最为常见，主要好发于女性产后哺乳期。此时女性的身体虚弱，给婴儿喂乳可能会出现乳头破裂感染的情况，所以当出现急性乳腺炎时，先不要着急服药，可以根据医生的指导进行饮食调理。这里为初为人母的女性们讲解几点急性乳腺炎的日常饮食调理方。

　　调理方 1：粳米、蒲公英。将蒲公英煎水取汁，加粳米煮粥，逐日分服。用于急性乳腺炎溃破后脓尽余热未清者。

　　调理方 2：乳鸽 1 只、黄芪 3 克、枸杞。将乳鸽洗净，黄芪、枸杞用纱布包好与乳鸽同炖，熟后去药渣，吃鸽肉饮汤。用于乳腺炎溃破后恢复期。

　　调理方 3：取粳米淘净煮粥，快熟时加白梅花，续煮顷刻即可，每日 2 次，温服。本方能健胃开胃、疏肝理气、清热解毒，主治胸部肿胀、内结硬块、排乳不畅等。

乳腺增生

乳腺增生是指乳腺上皮和纤维组织增生，乳腺导管和乳小叶在结构上的退行性病变、进行性结缔组织的生长，其发病原因主要是内分泌激素失调。主要症状以乳房疼痛及乳房肿块为主，且多与月经周期情志变化、劳累过度等因素有关，或伴乳头痛、乳头溢液等。中医认为，乳腺增生病因为肝气郁结，与情绪不快、情志抑郁等因素有关。在相应穴位拔罐，能够疏肝理气、滋养腑脏，从而缓解症状。

选穴定位

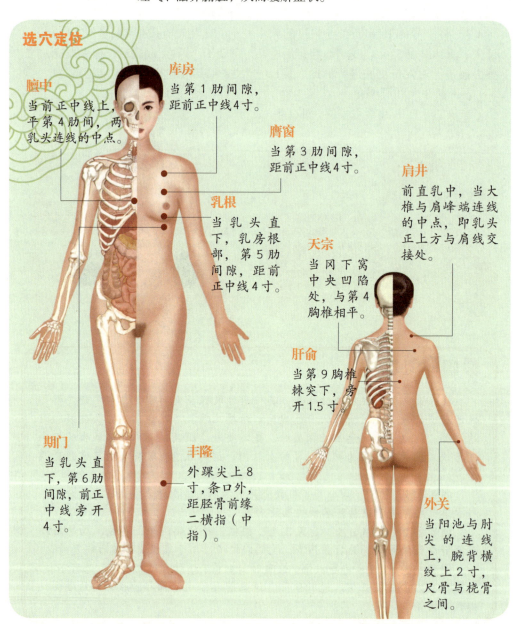

膻中
当前正中线上，平第4肋间，两乳头连线的中点。

库房
当第1肋间隙，距前正中线4寸。

膺窗
当第3肋间隙，距前正中线4寸。

乳根
当乳头直下，乳房根部，第5肋间隙，距前正中线4寸。

肩井
前直乳中，当大椎与肩峰端连线的中点，即乳头正上方与肩线交接处。

天宗
当冈下窝中央凹陷处，与第4胸椎相平。

肝俞
当第9胸椎棘突下，旁开1.5寸。

期门
当乳头直下，第6肋间隙，前正中线旁开4寸。

丰隆
外踝尖上8寸，条口外，距胫骨前缘二横指（中指）。

外关
当阳池与肘尖的连线上，腕背横纹上2寸，尺骨与桡骨之间。

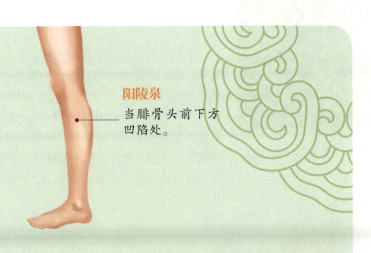

阳陵泉
当腓骨头前下方
凹陷处。

拔罐方法

方法一 1. 让患者取仰卧位，对膻中、乳根、膺窗穴位皮肤进行消毒。有出血倾向的人不可使用刺络拔罐法。

2. 用三棱针点刺已消毒的穴位数次，以微微出血为度。点刺的力度要把握准确，以免太深或太浅而影响治疗。

3. 将罐吸拔在点刺过的穴位上，留罐 10 ～ 15 分钟。起罐后，对穴位皮肤进行消毒。这样的治疗每周 2 ～ 3 次，10 次为 1 个疗程。

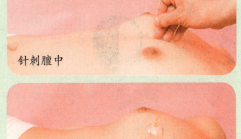

针刺膻中

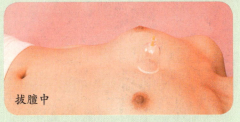

拔膻中

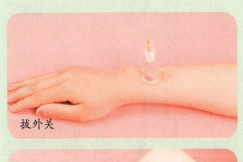

拔外关

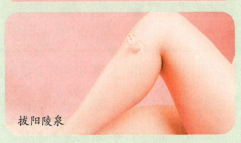

拔阳陵泉

方法二 1. 让患者取俯卧或坐位，以方便舒适为宜。将罐吸拔在肩井、天宗、肝俞、外关，留罐 10 ～ 15 分钟。留罐时要密切关注罐内皮肤的变化，当皮肤充血或有瘀血拔出时即可起罐。起罐后要对穴位皮肤进行消毒。

2. 让患者取坐位或仰卧，以方便舒适为宜。将罐吸拔在库房、膺窗、膻中、乳根、期门、阳陵泉、丰隆，留罐 10 ～ 15 分钟，每日 1 次。可根据患者的体质选择其中的 5 ～ 6 个穴位拔罐。

妊娠呕吐

孕妇在早孕期间经常出现择食、食欲不振、轻度恶心呕吐、头晕、倦怠，称为早孕反应，一般于停经40天左右开始，孕12周以内反应消退，而少数孕妇出现频繁呕吐，不能进食，导致体重下降、脱水、酸碱平衡失调，以及水、电解质代谢紊乱，严重者危及生命。中医认为，妊娠后月经停闭，血聚于下养胎，冲脉之气上逆（冲脉隶属于阳明），使胃失和降而致恶心、呕吐。在相应穴位拔罐，能够疏肝和胃、降逆止呕，从而缓解症状。

选穴定位

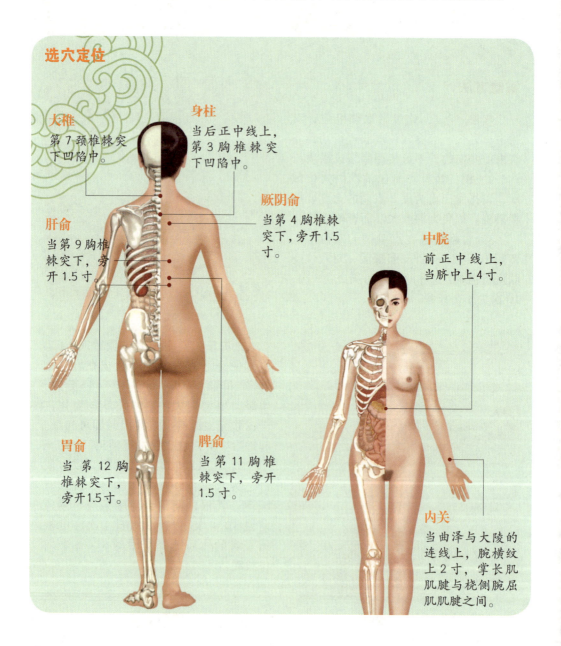

大椎
第7颈椎棘突下凹陷中。

身柱
当后正中线上，第3胸椎棘突下凹陷中。

肝俞
当第9胸椎棘突下，旁开1.5寸。

厥阴俞
当第4胸椎棘突下，旁开1.5寸。

中脘
前正中线上，当脐中上4寸。

胃俞
当第12胸椎棘突下，旁开1.5寸。

脾俞
当第11胸椎棘突下，旁开1.5寸。

内关
当曲泽与大陵的连线上，腕横纹上2寸，掌长肌肌腱与桡侧腕屈肌肌腱之间。

拔罐方法

方法一 1. 让患者取坐位或俯卧,以方便舒适为宜。对大椎、肝俞、脾俞、身柱、胃俞穴位皮肤进行消毒。一定要注意保暖,拔罐时间不宜过长。

2. 用三棱针轻叩已消毒的穴位,以微微出血为度。此操作要求施罐者针灸手法熟练,以免对孕妇造成伤害。

3. 把罐吸拔在点刺的穴位上。注意吸拔穴位时吸力不能太强,留罐10分钟。起罐时用力尽量轻柔。这样的治疗每日1次。

方法二 1. 患者取合适体位,对厥阴俞、中脘、内关穴位皮肤进行消毒。有出血倾向的患者不可用刺络拔罐法。

2. 用三棱针点刺已消毒的穴位,以微微出血为度。在针刺过程中要缓解患者情绪,以免患者身体抖动而造成伤害。

3. 把罐吸拔在点刺后的穴位上,留罐15~20分钟。起罐后,擦去血迹,并对穴位皮肤进行消毒,以免感染。这样的治疗每日1次。

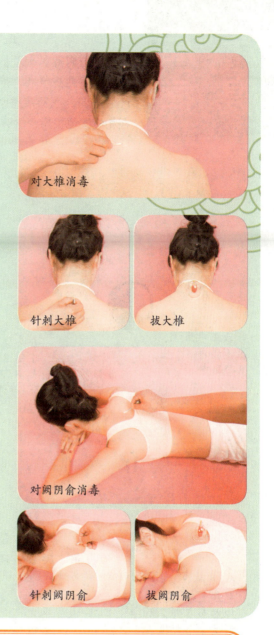

对大椎消毒

针刺大椎

拔大椎

对厥阴俞消毒

针刺厥阴俞

拔厥阴俞

温馨小贴士
WEN XIN XIAO TIE SHI

拔罐对本病有较好的疗效。在预防和护理方面要注意以下几点。

1. 对妊娠及妊娠后的早孕反应有正确的认识。妊娠是一个正常的生理过程,在妊娠早期出现的轻微恶心呕吐属于正常反应,不久即可消失,不应有过重的思想负担,应保持情志的安定与舒畅。

2. 减少诱发因素,如烟、酒、厨房油烟的刺激,居室尽量布置得清洁、安静、舒适。避免油漆、涂料、杀虫剂等化学品的异味,呕吐后应立即清除呕吐物,以免带来恶性刺激,并用温开水漱口,保持口腔清洁。

产后腹痛

产后腹痛又称产后腹中疗痛、儿枕痛。可因产后伤血，百脉空虚，血少气弱，推行无力，以致血流不畅而瘀滞；也可因产后虚弱，寒邪乘虚而入，血为寒凝，瘀血内停，不通则痛。在相应穴位拔罐，能够散寒止痛、活血化瘀，从而缓解症状。

选穴定位

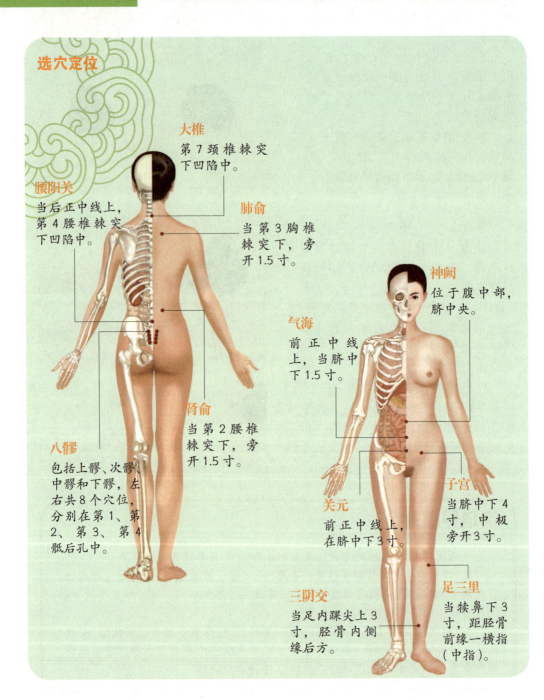

大椎
第 7 颈椎棘突下凹陷中。

腰阳关
当后正中线上，第 4 腰椎棘突下凹陷中。

肺俞
当第 3 胸椎棘突下，旁开 1.5 寸。

神阙
位于腹中部，脐中央。

气海
前正中线上，当脐中下 1.5 寸。

肾俞
当第 2 腰椎棘突下，旁开 1.5 寸。

八髎
包括上髎、次髎、中髎和下髎，左右共 8 个穴位，分别在第 1、第 2、第 3、第 4 骶后孔中。

子宫
当脐中下 4 寸，中极旁开 3 寸。

关元
前正中线上，在脐中下 3 寸。

三阴交
当足内踝尖上 3 寸，胫骨内侧缘后方。

足三里
当犊鼻下 3 寸，距胫骨前缘一横指（中指）。

拔罐方法

方法一 1. 让患者取坐位或俯卧，以方便舒适为宜。将罐吸拔在大椎、肺俞、神阙（坐位直接拔罐；俯卧时，应在其余3个穴位拔完后，改为坐位再拔）、足三里，留罐15～20分钟。注意吸拔穴位时吸力不能太强，起罐时动作要轻柔。

2. 起罐后，用艾条温灸各穴，每穴10分钟。艾灸时要防止烫伤皮肤，以有温热感为宜。这样的治疗每日1次，一般1～2次即可消除疼痛。

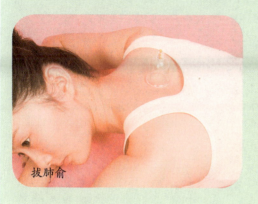

拔肺俞

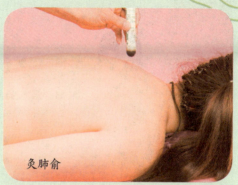

灸肺俞

方法二 1. 让患者取俯卧位，将罐吸拔于肾俞、腰阳关、八髎，留罐15～20分钟。留罐过程中，要注意观察罐内皮肤的情况，当皮肤充血或有瘀血拔出时即可起罐。

2. 起罐后，再让患者取仰卧位，将罐吸拔在子宫、气海、关元、足三里、三阴交，痛止即止，1～2次为1个疗程。

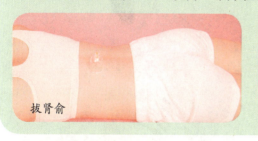

拔肾俞

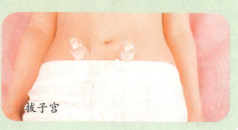

拔子宫

温馨小贴士
WEN XIN XIAO TIE SHI

　　产后腹痛患者的饮食宜清淡，少吃生冷食物。甘薯、黄豆、蚕豆、豌豆、零食、牛奶、白糖等容易引起胀气的食物，也应少食为宜。注意保持大便畅通，便质以偏烂为宜。产妇不要卧床不动，应及早起床活动，并按照体力恢复情况渐渐增加活动量。产妇宜食用羊肉、山楂、红糖、赤小豆等。常用食疗方法有当归生姜羊肉汤、八宝山楂饮、桂皮红糖汤、当归煮猪肝等。如果产妇腹痛较重并伴高热（39℃以上）、恶露秽臭色暗，应考虑感染加重，要立即就医，以免贻误病情。

产后缺乳

产后缺乳是指妇女产后乳汁分泌量少或无，不能满足婴儿的需要。中医认为，产后缺乳病因为产妇气血亏虚、不能生化乳汁，或肝气郁结、气机不畅。在相应穴位拔罐，能够补肝理气、补足气血，从而改善症状。

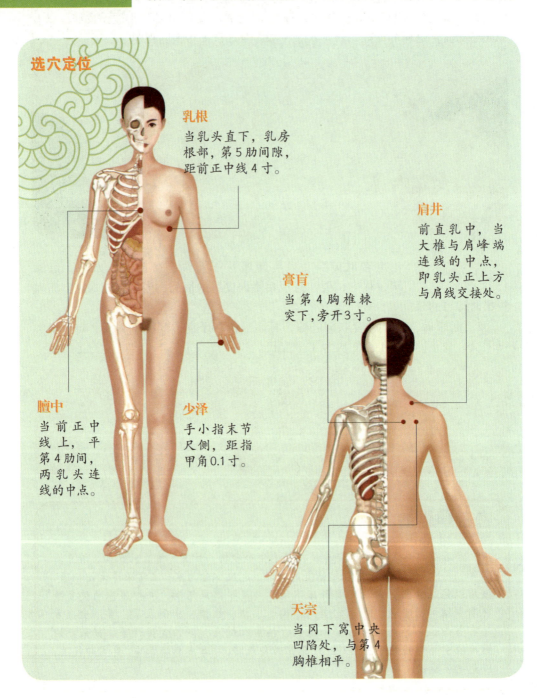

选穴定位

乳根
当乳头直下，乳房根部，第5肋间隙，距前正中线4寸。

肩井
前直乳中，当大椎与肩峰端连线的中点，即乳头正上方与肩线交接处。

膏肓
当第4胸椎棘突下，旁开3寸。

膻中
当前正中线上，平第4肋间，两乳头连线的中点。

少泽
手小指末节尺侧，距指甲角0.1寸。

天宗
当冈下窝中央凹陷处，与第4胸椎相平。

拔罐方法

方法一　让患者取坐位、俯卧（背部）或仰卧（腹部），以方便舒适为宜。将罐吸拔在天宗、肩井、膏肓、乳根、膻中，留罐20分钟。起罐后，要对穴位皮肤进行消毒，以防感染。这样的治疗每日或隔日1次，5次为1个疗程。

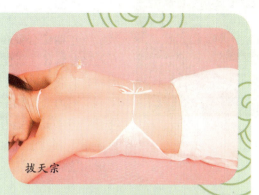

拔天宗

方法二　1. 让患者取坐位、俯卧（背部）或仰卧（腹部），以方便舒适为宜。对膻中、乳根、少泽进行消毒。操作过程中，要注意保暖。

2. 用三棱针叩刺已消毒的穴位，以微微出血为度。叩刺的力度一定要掌握准确，以免没有效果或者对患者造成伤害。

3. 将罐吸拔在针刺部位（注意少泽只针刺不拔罐），留罐15～20分钟。起罐后，要对穴位皮肤进行消毒。这样的治疗每日或隔日1次，3次为1个疗程。

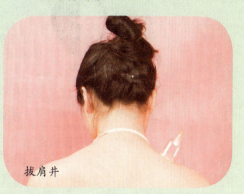

拔肩井

温馨小贴士 WEN XIN XIAO TIE SHI

中医认为，产后缺乳分为气血虚弱和肝郁气滞两型。

1. 气血虚弱型。症见乳汁量少甚或全无，乳汁清稀，乳房柔软，无胀感，面色少华，头晕目眩，神疲食少，舌淡少苔，脉虚细。治法以益气补血、健脾通乳为主，可在炖汤中加入黄芪、党参、当归、王不留行、桔梗、熟地黄等，如归芪鲫鱼汤等。

2. 肝郁气滞型。症见产后乳汁分泌少，甚或全无，胸胁胀闷，情志抑郁不乐，或有微热，食欲不振，舌淡红苔薄黄，脉弦细。治法以疏肝解郁、通络下乳为主，可在炖汤中加入柴胡、漏芦、通草、青皮、陈皮等，如猪蹄黄豆通草汤、莲藕红枣陈皮汤等。

正确、合理地注意生活、饮食、精神等方面的调理对产后缺乳的防治非常重要。及早开乳，养成良好的哺乳习惯，按需哺乳，勤哺乳，一侧乳房吸空后再吸另一侧。若婴儿未吸空，应将多余乳汁挤出。保证产妇充分的睡眠和足够的营养，但不要滋腻太过。应鼓励产妇少食多餐，多食新鲜蔬菜、水果，多饮汤水，多食催乳食品，如花生米、黄花菜、木耳、香菇等。还要保持乐观、舒畅的心情，避免过度的精神刺激。

更年期综合征

　　更年期综合征在中医称"绝经前后诸证"。中医认为，妇女停经前后肾气渐衰，脏腑功能逐渐衰退，使人体阴阳失去平衡，因而有面红潮热、眩晕头胀、烦躁易怒、抑郁忧愁、心悸失眠、阴道干涩灼热、腰酸背痛、骨质疏松等症状。病位在肾与胞宫，与肝脾等脏器功能有关。在相关穴位拔罐，可以调补肾气、活血通络，有助于气血的生化和运行，从而推迟更年期的到来，缓解相应症状。

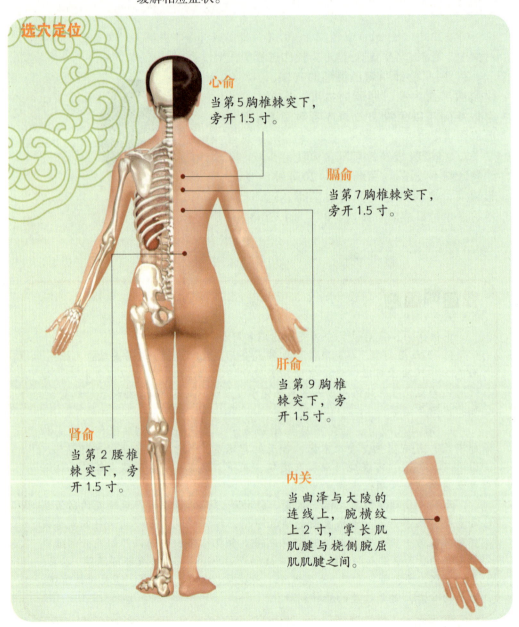

选穴定位

心俞
当第5胸椎棘突下，旁开1.5寸。

膈俞
当第7胸椎棘突下，旁开1.5寸。

肝俞
当第9胸椎棘突下，旁开1.5寸。

肾俞
当第2腰椎棘突下，旁开1.5寸。

内关
当曲泽与大陵的连线上，腕横纹上2寸，掌长肌肌腱与桡侧腕屈肌肌腱之间。

拔罐方法

方法一 1. 让患者取俯卧位，先用食指脂腹在心俞、膈俞、肝俞、肾俞上按摩 3 ~ 5 分钟。

2. 将罐吸拔在穴位上，留罐 20 ~ 25 分钟。每日 1 次，5 次为 1 个疗程。

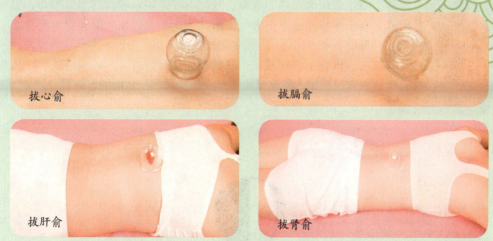

拔心俞　　　　　　　　　　　　拔膈俞

拔肝俞　　　　　　　　　　　　拔肾俞

方法二 1. 让患者取俯卧位，暴露背部，对胸至骶段脊柱两旁足太阳膀胱经循行线进行消毒。

2. 消毒后，用已消毒的三棱针轻叩已消毒的部位至皮肤潮红。叩刺的力度一定要轻，以免刺伤皮肤。

3. 用疏排罐法，将罐吸拔在上述部位的部分穴位上，留罐 15 ~ 20 分钟，每日 1 次，10 次为 1 个疗程。对头面烘热、心烦、失眠严重、多汗者加拔涌泉、劳宫；对头痛、头晕甚者，加拔太阳，但所加拔的穴位不用针刺，直接拔罐即可。

温馨小贴士
WEN XIN XIAO TIE SHI

　　处于更年期的朋友，要注意自我调节：一是正确认识更年期，其是由于人体激素水平下降引起的生理现象，是不可逆转的自然发展规律；二是尽可能保持良好的精神状态，做到乐观豁达、积极向上、精神放松；三是尽可能多地参加社会活动，以开拓生活领域，充实生活内容，更好地维护心理健康，以减轻及避免更年期综合征的发生与发展。

　　更年期综合征患者也可在饮食上下功夫。

　　1. 饮食清淡。但要摄入富含蛋白质、维生素 B 族的食物，宜多吃瘦肉、猪心、鱼类、蛋类、乳类、豆制品及粗粮（如小米、玉米、麦片等）。

　　2. 宜多食宁心安神食物，以改善神经衰弱症状，如鲜枣、百合、核桃、莲子、桂圆、酸枣仁、桑葚等。

呵护孩子健康，儿科疾病的拔罐疗法

小儿肺炎

小儿肺炎是小儿最常见的一种呼吸道疾病，四季均易发生，临床表现为发热、咳嗽、气促、呼吸困难和肺部细湿啰音，也有不发热而咳喘重者。中医认为，小儿时期从形体到生理功能都没有发育完善，特别是卫外机能不固，外因多为邪气的侵袭，内因则在于腠理疏松、肌肤薄弱、肺娇脾虚、痰浊内蕴。在相关穴位拔罐，能够宣通肺气、祛除风邪，从而缓解症状。

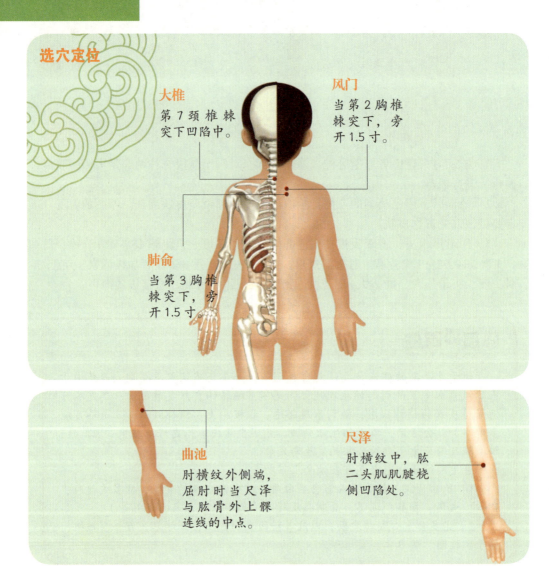

选穴定位

大椎
第 7 颈椎棘突下凹陷中。

风门
当第 2 胸椎棘突下，旁开 1.5 寸。

肺俞
当第 3 胸椎棘突下，旁开 1.5 寸。

曲池
肘横纹外侧端，屈肘时当尺泽与肱骨外上髁连线的中点。

尺泽
肘横纹中，肱二头肌肌腱桡侧凹陷处。

拔罐方法

方法一 1. 让患儿取俯卧位，暴露背部，在大椎、风门、肺俞穴位皮肤周围涂上润滑油，以免损伤患儿娇嫩的皮肤。

2. 将罐吸拔在穴位上，吸力不要太强，留罐10分钟左右。起罐时，动作要轻柔。这样的治疗每日或隔日1次，10次为1个疗程。

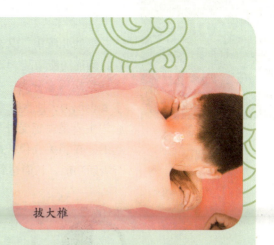

拔大椎

方法二 1. 让患儿取俯卧位，对大椎、风门、肺俞、曲池、尺泽穴位皮肤进行消毒。在消毒过程中，要转移患儿注意力，以免患儿哭闹影响治疗。

2. 用三棱针点刺已消毒的穴位，以微微出血为度。此操作要求施罐者能够熟练使用针灸疗法。在针刺时要避免患儿乱动，以免刺伤。

3. 把罐吸拔在点刺过的穴位上，吸力不能太强，留罐3～5分钟。起罐后，要对穴位皮肤进行消毒。这样的治疗每日1次，10次为1个疗程。

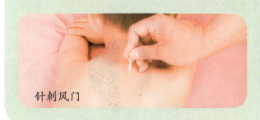

针刺风门

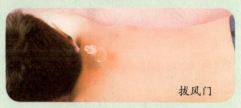

拔风门

温馨小贴士
WEN XIN XIAO TIE SHI

儿童患肺炎后多数表现有发热、咳嗽、气急，有时有鼻翼煽动、口唇青紫等现象。严重的肺炎可因呼吸困难而造成严重缺氧，出现心跳加快、面色苍白或青紫、烦躁不安、嗜睡等症状，甚至出现高热抽搐、吐咖啡色物体、腹胀。新生儿反应能力很差，患肺炎时症状不典型，不发热，也不咳嗽，体温正常或低于正常，因此大人往往容易忽视新生儿肺炎，导致发生不良后果。其实只要细心观察，还是可以发现一些症状的：患肺炎的新生儿常有口吐白色泡沫、不吃奶、哭声低、面色发灰、口唇周围青紫、皮肤灰白、四肢发凉、烦躁不安、呼吸浅表急促或不规则，还可以见到鼻翼煽动或鼻孔扩大等症状。家长如发现新生儿有上述症状，应特别警惕。

预防小儿肺炎的重点在于平时加强体育锻炼，及时治疗感冒和支气管炎。另外，还要给孩子必需和足够的营养，一定要争取母乳喂养至少4个月，并合理地添加辅食。

婴幼儿腹泻

　　婴幼儿腹泻，又名婴幼儿消化不良，是婴幼儿期的一种急性胃肠道功能紊乱，以腹泻、呕吐为主，以夏秋季节发病率最高。本病致病因素分为三方面：体质、感染及消化功能紊乱。临床主要表现为大便次数增多、排稀便和水电解质紊乱。中医认为，腹泻主要是由感受外邪、内伤乳食、脾胃虚弱和脾肾阳虚而引起的。在相关穴位拔罐，能够祛除风邪、健脾和胃，调和阴阳与脏腑功能，从而达到止泻的目的。

选穴定位

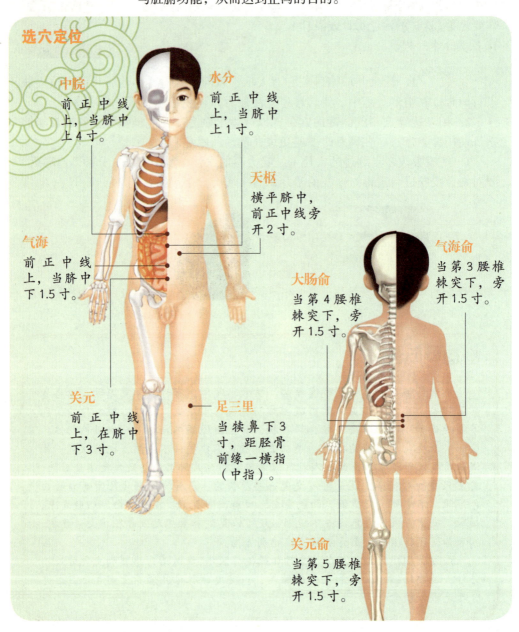

中脘
前正中线上，当脐中上4寸。

水分
前正中线上，当脐中上1寸。

天枢
横平脐中，前正中线旁开2寸。

气海
前正中线上，当脐中下1.5寸。

关元
前正中线上，在脐中下3寸。

足三里
当犊鼻下3寸，距胫骨前缘一横指（中指）。

气海俞
当第3腰椎棘突下，旁开1.5寸。

大肠俞
当第4腰椎棘突下，旁开1.5寸。

关元俞
当第5腰椎棘突下，旁开1.5寸。

拔罐方法

方法一 1. 让患儿取俯卧位，把罐吸拔在气海俞、大肠俞、关元俞，留罐2～5分钟。因患者皮肤娇嫩，拔罐时吸力不可太强，以免拉伤皮肤。起罐时，动作要轻柔。

2. 起罐后，再让患儿取仰卧位，把罐吸拔在水分、天枢、气海、关元，留罐2～5分钟。以上穴位每次拔罐可选择2～3个，以免拔罐太多患儿无法耐受。

方法二 分两组穴位，第一组为大肠俞、天枢，第二组为气海、中脘、足三里。每次拔罐时任选一组穴位，将罐吸拔在穴位上，留罐5～10分钟。两组穴位交替使用，每日1次，5次为1个疗程。拔罐过程中要注意患儿的保暖，防止患儿着凉。拔罐时吸力不可太强，起罐时动作要轻柔，以免对患儿造成伤害。

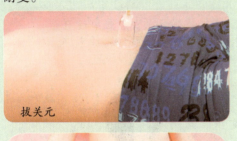

拔关元

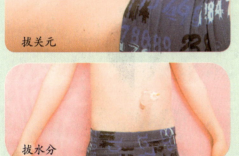

拔水分

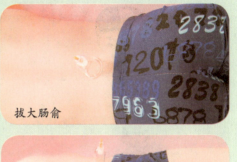

拔大肠俞

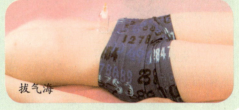

拔气海

温馨小贴士
WEN XIN XIAO TIE SHI

拔罐对本病有较好的疗效，但要坚持多疗程治疗，以巩固疗效。在预防和护理方面要注意以下几点。

1. 注意休息，病重者应予卧床休息。

2. 注意气候变化，适当增减衣着，避免着凉与过热。居室保持清洁卫生，空气流畅，保持安静。

3. 饮食宜清淡富有营养，可给易消化的流质及半流质饮食。婴儿鼓励母乳喂养。

4. 适当控制饮食，减轻胃肠负担，吐泻严重者可禁食8～12小时，以后可据病情好转情况逐渐增加饮食量。

5. 随时注意观察病情变化，及时用药，防止变证的发生。

6. 注意幼儿臀部的清洁卫生，大便后宜用温开水清洗前后两阴。肛周潮红者可涂金黄膏。

小儿疳积

小儿疳积是指由于喂养不当或寄生虫病等引起的，使脾胃受损而导致小儿全身虚弱、消瘦面黄、发枯等慢性病症。主要症状有初起恶心呕吐、不思饮食、腹胀腹泻；继而烦躁哭闹、睡眠不好、喜俯卧、手足心发热、口渴、午后两颧骨发红、大便时干时稀；最后见面黄肌瘦、头发稀疏、头大颈细、肚脐突出、精神萎靡。中医认为，胃可受纳，脾土运化，脾胃调和方能知饥欲食，食而能化。在相关穴位拔罐，能够健脾和胃，增强机体抵抗疾病的能力，从而缓解症状。

选穴定位

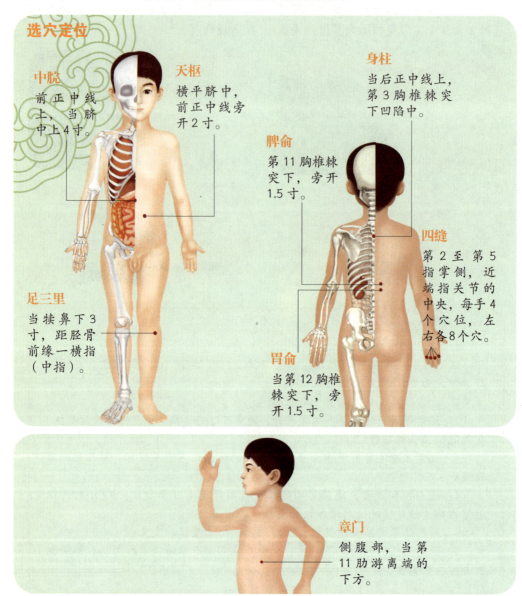

中脘
前正中线上，当脐中上4寸。

天枢
横平脐中，前正中线旁开2寸。

身柱
当后正中线上，第3胸椎棘突下凹陷中。

脾俞
第11胸椎棘突下，旁开1.5寸。

四缝
第2至第5指掌侧，近端指关节的中央，每手4个穴位，左右各8个穴。

足三里
当犊鼻下3寸，距胫骨前缘一横指（中指）。

胃俞
当第12胸椎棘突下，旁开1.5寸。

章门
侧腹部，当第11肋游离端的下方。

拔罐方法

方法一 让患儿取合适体位，把罐吸拔在身柱、中脘、天枢、脾俞、足三里。因小儿皮肤娇嫩，拔罐前要在穴位皮肤上涂上一层润滑油。拔罐时吸力不可太强，以免小儿身体不能耐受。留罐时间为 5 ~ 10 分钟，起罐后要对拔罐部位进行消毒。可根据病情配相应穴位，对脾胃虚弱的患儿，

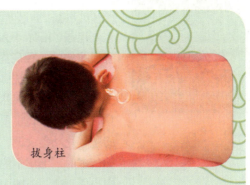

拔身柱

加配胃俞、章门；对因感染虫疾引起疳积的患儿，应加配百虫窝。这样的治疗每日 1 次，10 次为 1 个疗程。

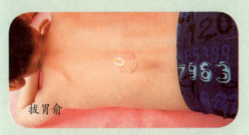

拔胃俞

方法二 1. 让患儿取坐位，用艾条温灸脾俞、胃俞、中脘、章门、四缝、足三里各 10 分钟，至皮肤有温热感。艾灸时间不宜过长，以免烫伤皮肤或小儿身体不能承受。

2. 把罐吸拔在已灸过的穴位上，注意四缝只艾灸不拔罐。留罐 5 ~ 10 分钟。起罐后，对穴位皮肤进行消毒，以免感染。

3. 用三棱针点刺四缝，以微微出血为度。每次拔罐，两只手上的四缝交替操作。这样的治疗每日 1 次，10 次为 1 个疗程。

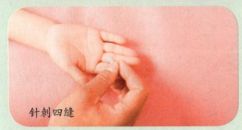

针刺四缝

温馨小贴士
WEN XIN XIAO TIE SHI

拔罐对本病有较好的疗效，但要坚持多疗程治疗，以巩固疗效。在预防和护理方面要注意以下几点。

1. 提倡母乳喂养，乳食定时定量，按时按序添加辅食，供给多种营养物质，以满足小儿生长发育的需要。

2. 合理安排小儿生活起居，保证充足的睡眠时间，经常进行户外活动，呼吸新鲜空气，多晒太阳，增强体质。

3. 重点调理小儿饮食，多种营养成分合理调配，克服患儿挑食、偏食的不良习惯，要定质、定量、定时，逐渐增加辅食，要掌握先稀后干、先素后荤、先少后多的原则。注意饮食卫生，预防各种肠道传染病和寄生虫病的发生。

4. 发现体重不增或减轻，食欲减退时，要尽快查明原因，及时加以治疗。

5. 凡因肠道寄生虫病或结核病引起的小儿疳积，须及时治疗原发病。

小儿遗尿

遗尿，俗称"尿床"，是指 3 岁以上的小儿睡眠中小便自遗、醒后才知的一种病症。3 岁以下的小儿大脑未发育完全，正常的排尿习惯尚未养成，尿床不属病态，而年长小儿因贪玩、过度疲劳、睡前多饮等偶然尿床者也不属病态。中医认为，小儿因先天禀赋不足或素体虚弱导致肾气不足，下元虚冷，不能温养膀胱，膀胱气化功能失调，闭藏失职，不能约制水道，而为遗尿；或肺脾气虚时，上虚不能制下，下虚不能上承，致使无权约束水道，则小便自遗，或睡中小便自出；或肝经湿热郁结，热郁化火，迫注膀胱而致遗尿。在相关穴位拔罐，能够补脾益肾，从而改善症状。

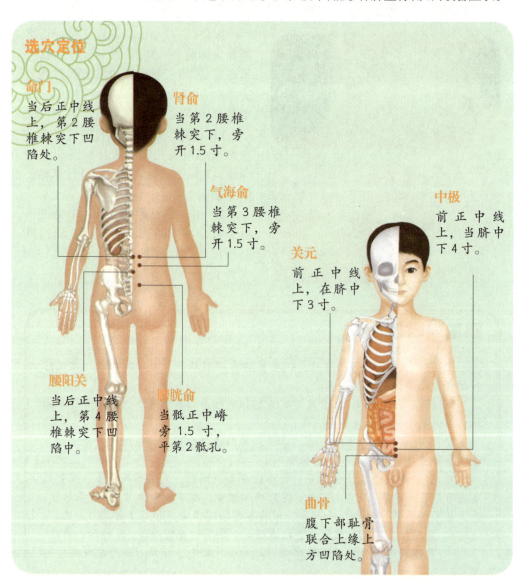

选穴定位

命门
当后正中线上，第 2 腰椎棘突下凹陷处。

肾俞
当第 2 腰椎棘突下，旁开 1.5 寸。

气海俞
当第 3 腰椎棘突下，旁开 1.5 寸。

中极
前正中线上，当脐中下 4 寸。

关元
前正中线上，在脐中下 3 寸。

腰阳关
当后正中线上，第 4 腰椎棘突下凹陷中。

膀胱俞
当骶正中嵴旁 1.5 寸，平第 2 骶孔。

曲骨
腹下部耻骨联合上缘上方凹陷处。

拔罐方法

方法一　1. 先让患儿取仰卧位，用食指按压中极、关元、曲骨。先轻轻按压再逐渐用力，每个穴位按压5～10次。

2. 把罐吸拔在按压后的穴位上，留罐5～10分钟。然后让患儿取俯卧位，对肾俞用同样的方法先按压再拔罐。

3. 拔罐后，用艾条温灸肾俞、关元5～10分钟。艾灸时要小心操作，以免烫伤患儿皮肤。这样的治疗每日1次。症状轻的患者1～2次即可见效，重症者4～5次后效果显著。

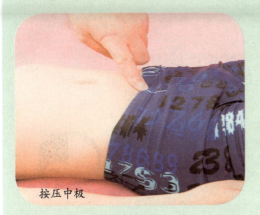
按压中极

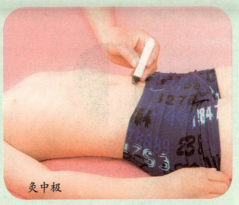
灸中极

方法二　选择两组穴位，第一组为肾俞、膀胱俞、气海俞，第二组为命门、腰阳关、关元。每次治疗选择一组穴位，将罐吸拔在穴位上，留罐15分钟，每日或隔日治疗1次，待症状减轻后再改为3日1次。此法适用于病症较重的患儿，症状有精神不振、面色萎黄、尿频且色清等。

温馨小贴士
WEN XIN XIAO TIE SHI

应从小为儿童建立良好的作息制度和卫生习惯，掌握夜间排尿规律，定时唤醒或使用闹钟，使儿童逐渐形成时间性的条件反射，并培养儿童生活自理能力。此外，应提供良好的生活环境，避免不良的环境刺激所造成的遗尿。当儿童面临挫折和意外时，家长应善于疏导，帮助儿童消除心理紧张，当儿童出现遗尿后，不应责备或体罚，应寻找原因，对症治疗。平时勿使孩子过度疲劳，注意适当加强营养，晚上临睡前不宜过多饮水。

在训练儿童排尿时，要先让其懂得"尿意"后有排尿的意愿，在尿湿后有不快的感觉。儿童的排尿训练要与其发育水平相协调，父母应注意儿童对排尿训练的反应，如儿童拒绝，父母不要强制性干预，应适当推迟训练时间。

百日咳

百日咳是儿童常见的急性呼吸道传染病，本病的致病菌为百日咳杆菌。其特征为阵发性痉挛性咳嗽，咳嗽末伴有特殊的吸气吼声，病程较长，可达数周甚至3个月，故有百日咳之称。中医认为，百日咳的主要病机为感染时邪病毒，肺失清肃，痰浊阻滞气道，肺气不能宣通，以致咳嗽频频。不仅如此，其病机尚与肝经郁热，气火上逆，影响肺脏有关。在相关穴位拔罐，能够补脾益肺、祛痰除湿，从而改善症状。

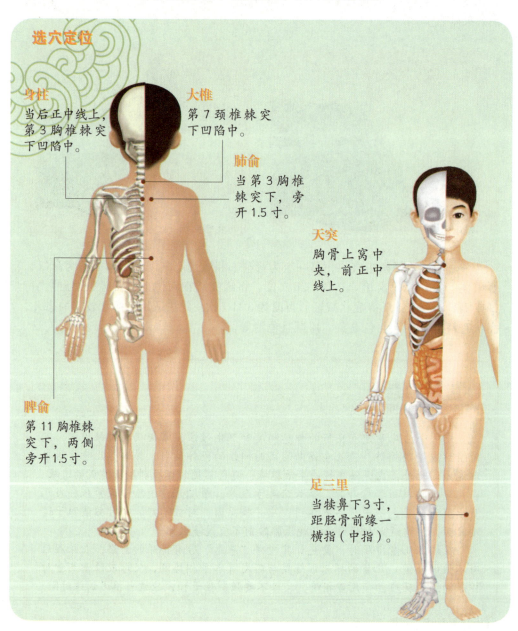

选穴定位

身柱
当后正中线上，第3胸椎棘突下凹陷中。

大椎
第7颈椎棘突下凹陷中。

肺俞
当第3胸椎棘突下，旁开1.5寸。

天突
胸骨上窝中央，前正中线上。

脾俞
第11胸椎棘突下，两侧旁开1.5寸。

足三里
当犊鼻下3寸，距胫骨前缘一横指（中指）。

拔罐方法

方法一 1. 让患儿取俯卧位，对大椎、身柱、肺俞穴位皮肤进行消毒。因为患儿年龄较小，所以家长应抱紧其身体，并安抚情绪，防止乱动。

2. 用三棱针快速点刺已消毒的穴位，以出血 2 ~ 3 滴为度。针刺后用消毒棉球擦去血迹。施针者的针法要娴熟，以免伤害幼儿娇嫩的皮肤。

3. 把罐拔在针刺后的穴位上，留罐 5 ~ 10 分钟。操作结束后对天突进行拔罐，留罐 5 ~ 10 分钟。这样的治疗每日 1 次，5 次为 1 个疗程。本法适用于疾病中期的治疗。

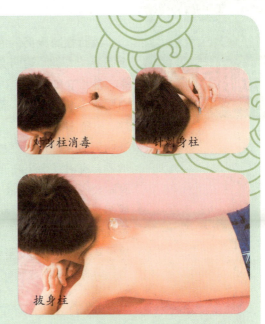

对身柱消毒　　针刺身柱

拔身柱

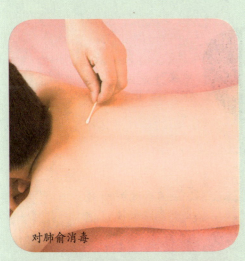

对肺俞消毒

方法二 1. 让患儿取俯卧位，对大椎、脾俞、肺俞穴位皮肤进行消毒。在治疗过程中，一定要注意保暖，房间也要保持适宜的温度。

2. 用三棱针点刺已消毒的穴位 2 ~ 3 下，以皮肤潮红或微微出血为度。在针刺过程中，要防止患儿乱动，以免影响治疗。

3. 把罐吸拔在针刺后的穴位上，留罐 5 ~ 10 分钟。起罐后，对拔罐部位进行消毒，以免感染。操作完毕后，再用同样的方法对足三里拔罐。

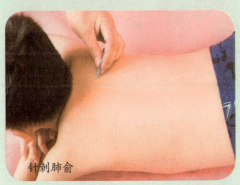

针刺肺俞

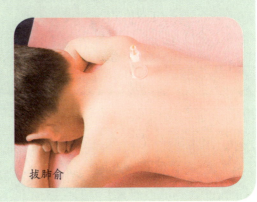

拔肺俞

流行性腮腺炎

流行性腮腺炎，俗称"猪头皮""痄腮"，是指一个或两个腮腺（人类脸颊两旁的主要唾液腺）发炎的疾病。多发于春季，是儿童和青少年中常见的呼吸道传染病，成人中也有发病，由腮腺炎病毒引起。腮腺炎一般发病比较急，开始有畏寒、发热、头痛、咽喉痛、不想吃东西、恶心、呕吐和全身疼痛等症状。一两天后，常在一侧耳垂下方肿大、疼痛，说话或咀嚼食物时加重，有时还会出现张口困难、流口水等。中医认为，流行性腮腺炎病因为感受风湿邪毒；发病机理为风热上攻，阻遏少阳，或胆热犯胃，气血亏滞和亏损，痰瘀阻留，或邪退正虚，气阴亏耗等。因足少阳之脉起于内眦，上底头角下耳后，绕耳而行，故见耳下腮部漫肿，坚硬作痛。在相关穴位拔罐，能够散风解表、清热解毒，从而改善症状。

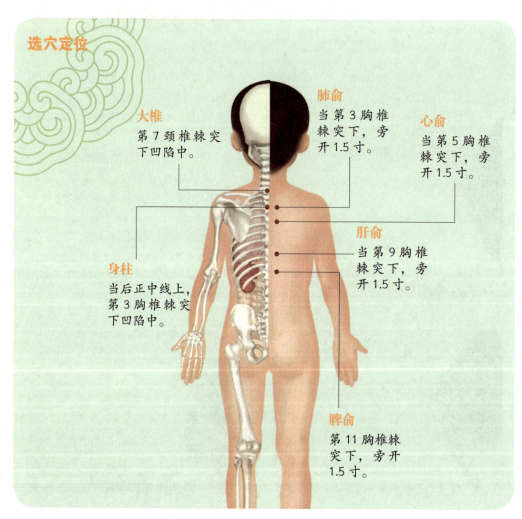

选穴定位

大椎
第7颈椎棘突下凹陷中。

肺俞
当第3胸椎棘突下，旁开1.5寸。

心俞
当第5胸椎棘突下，旁开1.5寸。

肝俞
当第9胸椎棘突下，旁开1.5寸。

身柱
当后正中线上，第3胸椎棘突下凹陷中。

脾俞
第11胸椎棘突下，旁开1.5寸。

拔罐方法

方法一 1. 在患病部位涂上凡士林。若两侧耳垂下均患病，应在两侧均涂上凡士林。涂凡士林的目的是为了防止皮肤拉伤，也为了增强罐与皮肤间的吸力。

2. 取大小适宜的罐具，把罐吸拔在患病部位上，留罐5~10分钟。每日1次。若两侧均患病，可两侧同时拔罐，也可拔完一侧再拔另一侧。

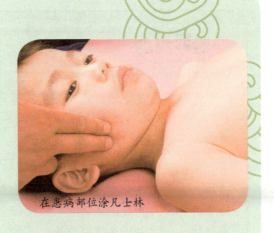
在患病部位涂凡士林

方法二 1. 让患者取俯卧位，暴露背部皮肤。对大椎、肺俞、肝俞、身柱、心俞、脾俞穴位皮肤进行消毒。因患者可能伴有发热、胃寒等症状，所以房间应保持适宜的温度，注意对患者进行保暖。

2. 用三棱针点刺已消毒的穴位，以皮肤潮红或微微出血为度。在针刺过程中，要缓解患者紧张情绪，适当转移其注意力。

3. 把罐吸拔在点刺过的穴位上，留罐5～10分钟，起罐后，对拔罐部位进行消毒，以免感染。这样的治疗每日或隔日1次。

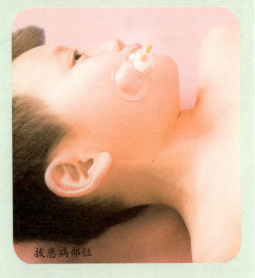
拔患病部位

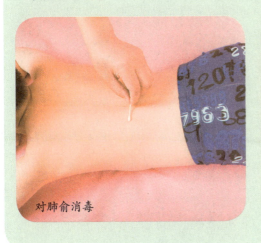
对肺俞消毒

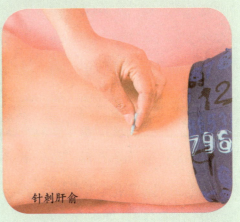
针刺肝俞

首先，居室要定时通风换气，保持空气流通。其次，要卧床休息。病情轻者或退热后可适当活动。饮食上要合理安排，多吃些富有营养的食品，不要吃酸、辣、甜味及干硬食品，以免刺激唾液腺使之分泌增多，加重肿痛。饮食宜清淡，吃便于咀嚼吞咽的流质饮食，如米汤、藕粉、橘子水、西瓜汁、梨汁、蔗汁、胡萝卜汁，以及牛奶、鸡蛋花汤、豆浆等。可多食马齿苋、芫荽、绿豆、赤豆、丝瓜等，可绞汁服用，也可外敷。另外，要多喝水，以利于毒素的排出。最后，要注意口腔卫生。经常用温盐水漱口，清除口腔内的食物残渣，防止继发细菌感染。另外，接种腮腺炎疫苗也可预防流行性腮腺炎。

第七章

青春秘方，从内到外秀出美丽容颜

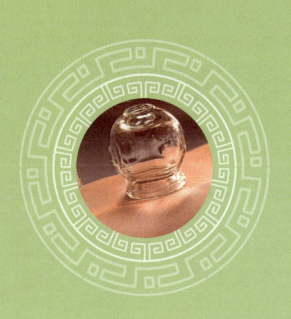

痤 疮

　　痤疮又称青春痘，是指人体的面部、胸部、肩颈部、背项部的局部皮肤表面出现的，形如粟米，分散独立，分布与毛孔一致的小丘疹或黑头丘疹，用力挤压，可见有白色米粒样的汁液溢出，且此愈彼起，反复出现，又称肺风粉刺。中医认为，痤疮是青年人气血旺盛，加之阳热偏盛，脉络充盈，内热外壅，怫郁体表，外受风邪导致的。在相关穴位拔罐，能够滋养肝脾、祛除湿热，从而缓解症状。

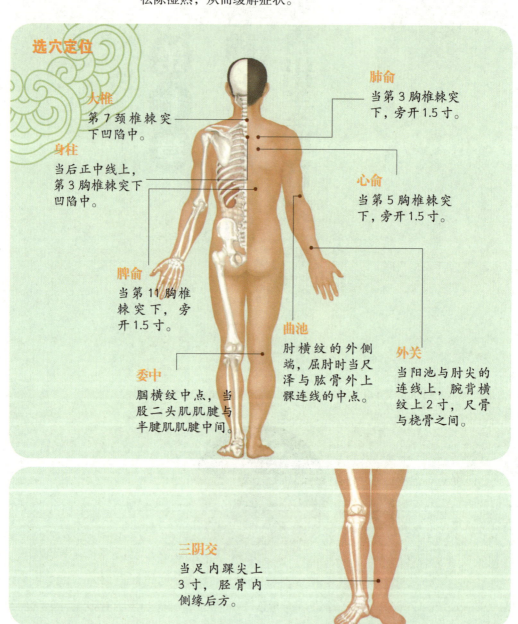

选穴定位

大椎
第 7 颈椎棘突下凹陷中。

身柱
当后正中线上，第 3 胸椎棘突下凹陷中。

肺俞
当第 3 胸椎棘突下，旁开 1.5 寸。

心俞
当第 5 胸椎棘突下，旁开 1.5 寸。

脾俞
当第 11 胸椎棘突下，旁开 1.5 寸。

曲池
肘横纹的外侧端，屈肘时当尺泽与肱骨外上髁连线的中点。

外关
当阳池与肘尖的连线上，腕背横纹上 2 寸，尺骨与桡骨之间。

委中
腘横纹中点，当股二头肌肌腱与半腱肌肌腱中间。

三阴交
当足内踝尖上 3 寸，胫骨内侧缘后方。

拔罐方法

方法一　1．确定两组穴位，第一组为大椎、肺俞、曲池，第二组为身柱、心俞、外关。选择其中一组穴位，让患者取合适体位，对穴位皮肤进行消毒。

2．穴位消毒后，用三棱针点刺所选穴位，以微微出血为度。若患者体质虚寒，不建议使用此种方法拔罐。

3．迅速把罐吸拔在点刺过的穴位上，留罐10～15分钟。每4日1次，10次为1个疗程。每次选择一组穴位，两组穴位交替拔罐。

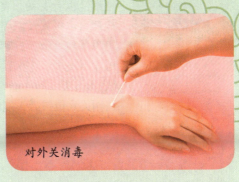

对外关消毒

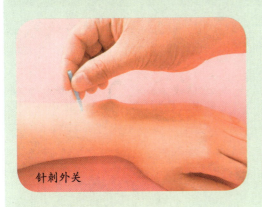

针刺外关

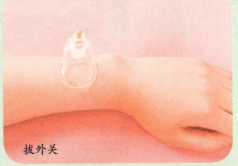

拔外关

方法二　1．让患者取俯卧位，将罐吸拔在大椎、肺俞、脾俞、曲池、委中，留罐15～20分钟。起罐后，要对拔罐部位进行消毒，以免感染。

2．再让患者取合适体位，把罐吸拔在三阴交上，留罐15～20分钟。起罐后，对拔罐部位进行消毒。这样的治疗每日1次，10次为1个疗程。

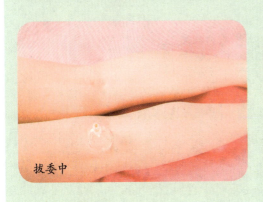

拔委中

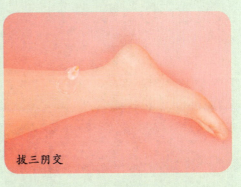

拔三阴交

黄褐斑

　　黄褐斑也称肝斑，为面部的黄褐色色素沉着。多见于女性，血中雌激素水平高是主要原因，但与妊娠、长期口服避孕药、月经紊乱也有关系。表现为黄褐色或深褐色斑片，常对称分布于颧颊部，也可累及眶周、前额、上唇和鼻部，边缘一般较明显。色斑深浅与季节、日晒、内分泌因素有关。精神紧张、熬夜、劳累可加重皮损。中医认为，黄褐斑主要是因外受风热阳邪，蕴积肌肤，肝、肾、脾功能失调，气滞血瘀，不能荣面，色素异常导致的。在相关穴位拔罐，能够滋阴养血、调理脏腑，从而缓解症状。

选穴定位

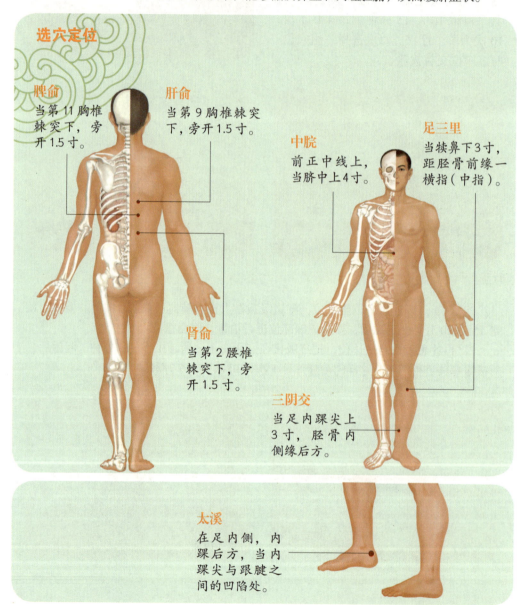

脾俞
当第11胸椎棘突下，旁开1.5寸。

肝俞
当第9胸椎棘突下，旁开1.5寸。

中脘
前正中线上，当脐中上4寸。

足三里
当犊鼻下3寸，距胫骨前缘一横指（中指）。

肾俞
当第2腰椎棘突下，旁开1.5寸。

三阴交
当足内踝尖上3寸，胫骨内侧缘后方。

太溪
在足内侧，内踝后方，当内踝尖与跟腱之间的凹陷处。

拔罐方法

方法一　让患者取坐位，露出上身和腿部。把罐吸拔在肝俞、脾俞、肾俞、中脘、足三里、三阴交、太溪上，留罐 10 ～ 15 分钟，每日 1 次。根据患者体质及耐受力，上述穴位可同时吸拔，也可拔完一个或几个穴位后再拔其他穴位。在拔罐过程中，因暴露部位较多，要注意保暖，以免患者着凉。

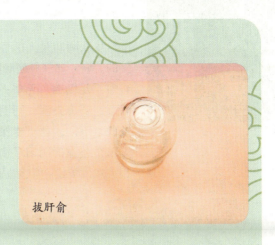

拔肝俞

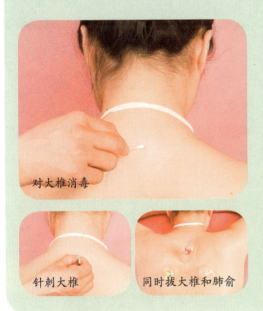

对大椎消毒

针刺大椎　　同时拔大椎和肺俞

方法二　1. 让患者取俯伏位，露出背部。对大椎、两侧肺俞以及这 3 个穴位形成的三角区消毒。若患者身体虚寒，不建议使用刺络拔罐法。

2. 用三棱针点刺已消毒的 3 处穴位皮肤及这 3 个穴位形成的三角区，以微微出血为度。对初次拔罐者要缓解其紧张情绪，以免在针刺时患者身体抖动，影响治疗。

3. 点刺后，把罐吸拔在大椎和双侧肺俞，留罐 15 ～ 20 分钟，至每穴拔出 3 ～ 5 滴血为止。起罐后，要对穴位皮肤进行消毒，以免感染。这样的治疗每日 1 次，10 次为 1 个疗程。

温馨小贴士
WEN XIN XIAO TIE SHI

要想从根本上祛除黄褐斑，必须从调整内分泌入手。导致内分泌失调的原因有很多，比如情绪不畅，肝气不得正常疏泄，气滞血瘀等，加上每月例假，造成气血流失，也容易引起内分泌失调。失眠、饮食不规律、劳累等生活中的很多因素也都会引起内分泌失调。针对这些原因，可以通过服用一些调整内分泌的纯中药保健品来调理，从而调整内分泌，消除体内瘀积，使人体机能恢复到良好的生理状态。

皮肤 晦暗

　　皮肤晦暗是人的外在表现，但与阴阳气血、五脏六腑有直接的关联。如气血瘀滞则面色晦暗，或有黑斑、雀斑等；心气、心血不足则面色无华；肝血不足则面色苍白；脾气亏虚则面色萎黄；肺虚失润，则毛发枯槁，皮肤粗糙无光泽；肾阴虚则头发脱落等。因此，要保持皮肤的紧密性、柔韧性和光泽度，必先求得整体的阴阳平衡，脏腑安定，经络通畅，气血流通。在相关穴位拔罐，能够疏通经络、行气活血，从而使肌肤重现光泽。

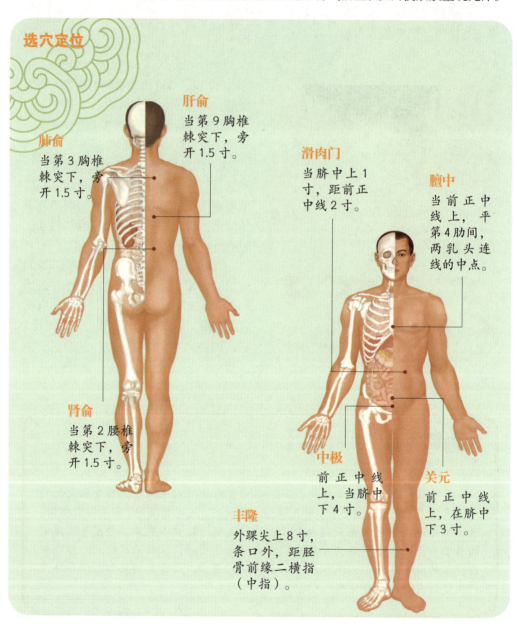

选穴定位

肝俞
当第9胸椎棘突下，旁开1.5寸。

肺俞
当第3胸椎棘突下，旁开1.5寸。

滑肉门
当脐中上1寸，距前正中线2寸。

膻中
当前正中线上，平第4肋间，两乳头连线的中点。

肾俞
当第2腰椎棘突下，旁开1.5寸。

中极
前正中线上，当脐中下4寸。

关元
前正中线上，在脐中下3寸。

丰隆
外踝尖上8寸，条口外，距胫骨前缘二横指（中指）。

拔罐方法

方法一 1. 让患者取俯卧位，暴露背部皮肤，把罐吸拔在肺俞后随即取下，反复闪拔 5 ~ 7 次，至皮肤潮红，然后留罐 10 ~ 15 分钟。对肝俞、肾俞进行同样的操作。

2. 让患者取仰卧位，暴露腹部，用闪罐法吸拔滑肉门和关元，每个穴位闪拔 5 ~ 7 次，至皮肤潮红，再留罐 10 ~ 15 分钟。这样的治疗每周 2 次。

方法二 1. 让患者取仰卧位，暴露膻中、中极、丰隆穴位皮肤，把罐吸拔在穴位上，留罐 10 ~ 15 分钟，以皮肤潮红为度。

2. 让患者取俯卧位，在肾俞闪罐 5 ~ 7 次，留罐 10 ~ 15 分钟。这样的治疗每周 2 次。此法适用于痰饮阻滞型皮肤晦暗，症状为肤色晦暗、少气懒言、痰多身肿、月经不调。

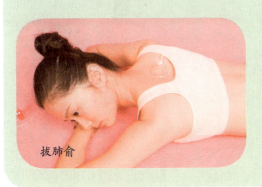

拔肺俞

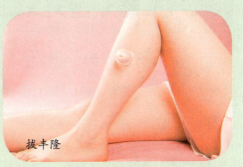

拔丰隆

温馨小贴士
WEN XIN XIAO TIE SHI

拔罐对皮肤晦暗有较好的疗效。在预防和护理方面要注意以下几点。

1. 补充水分。皮肤衰老最主要的原因是水分不足，每天都要饮用足够的水，使之渗透于组织细胞间，维护人体的酸碱平衡，保证机体新陈代谢的正常运行，并有效地将人体内废物排出体外，从而保持皮肤的清洁与活力。饮水可饮白开水、果汁、矿泉水等。其中白开水是最好的"天然饮料"，应为首选。中国人喜饮的绿茶有清热泻火的作用，经常饮用，能够预防某些皮肤病的发生，如痤疮、粉刺等。一般来说，每天饮 6 ~ 8 杯水，即能满足皮肤内部的需要。

2. 均衡营养。营养不良会使人的皮肤干、粗、皱、硬。若过多地摄取动物脂肪，则皮肤变得油亮或脱屑，这样易发生痤疮等皮肤病。因此，平时应注意饮食的多样性、营养的合理性，多食能转化皮肤角质层、使皮肤光滑富含维生素 A 的食物，多吃新鲜的蔬菜和水果，少吃含饱和脂肪酸较高的动物性食物。此外，天气干燥，嘴唇易裂，既影响美观又增加不适感。要解决这个问题，除了用温水洗唇、涂上护唇产品外，平时应多吃富含维生素的食物，如动物肝脏、牛奶、鸡蛋、萝卜、苹果、香蕉和梨等。

皮肤粗糙

皮肤粗糙多是因为肌肤水油平衡失调、新陈代谢下降导致的。日常生活中，强烈的紫外线照射、干燥环境的影响、工作压力大、不良的生活习惯（如熬夜、吃快餐、吸烟）等因素都会导致肌肤越来越干燥，若长期得不到改善，就会出现干裂粗糙的现象。皮肤粗糙是人体衰老的表现之一。中医认为，皮肤粗糙是阴血不足，内有燥火引发的。在相关穴位拔罐，能够滋阴补阳、祛除内热，促进新陈代谢，从而改善皮肤粗糙。

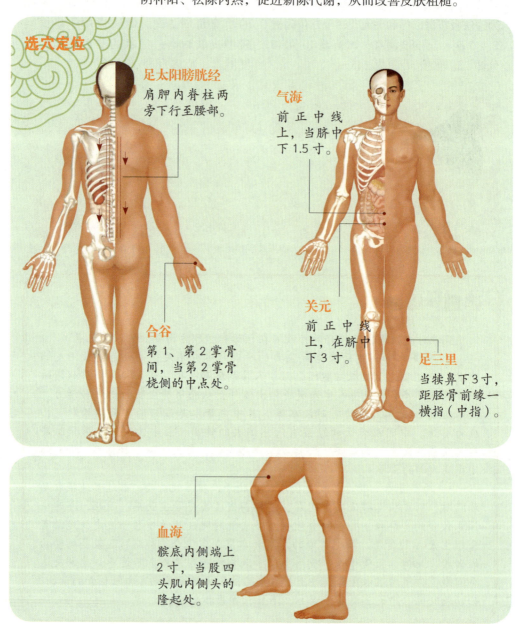

选穴定位

足太阳膀胱经
肩胛内脊柱两旁下行至腰部。

气海
前正中线上，当脐中下1.5寸。

合谷
第1、第2掌骨间，当第2掌骨桡侧的中点处。

关元
前正中线上，在脐中下3寸。

足三里
当犊鼻下3寸，距胫骨前缘一横指（中指）。

血海
髌底内侧端上2寸，当股四头肌内侧头的隆起处。

拔罐方法

方法一 1. 让患者取俯卧位，暴露背部，先在背上涂抹润滑油，然后把罐吸拔在背部，沿足太阳膀胱经走罐，往返5～7次。若背部皮肤有破损，慎用走罐法。

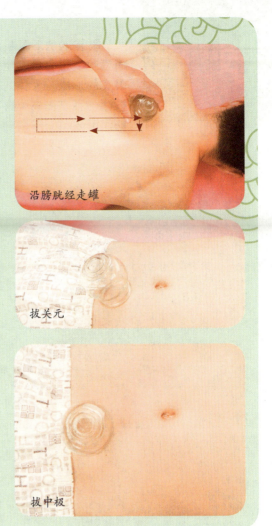

沿膀胱经走罐

2. 让患者取仰卧位，把罐吸拔在合谷、气海、血海、关元、足三里，留罐10～15分钟。再让患者取俯卧位，把罐吸拔在肝俞上，留罐10～15分钟。这样的治疗每周2～3次，15次为1个疗程。此法适用于气滞血瘀型皮肤粗糙，症见皮肤粗糙，面色晦暗，同时伴有口苦口干、心烦易怒、月经不调等症状。

拔关元

方法二 1. 让患者取俯卧位，暴露背部，先在背部涂抹润滑油，然后把罐吸拔在背部，沿足太阳膀胱经走罐，往返5～7次，至皮肤潮红。

2. 让患者取合适体位，把罐吸拔在关元、三阴交、肾俞、足三里、合谷、曲骨，留罐10～15分钟。每周2～3次，15次为1个疗程。此法适用于气血亏虚型患者，患者肌肤晦暗，粗糙无光泽。

拔中极

温馨小贴士
WEN XIN XIAO TIE SHI

粗糙的肌肤需要更为细心的保养才能慢慢调回水嫩饱满状态，尤其在皮肤进入成熟阶段后，更需要日常保养，以防皮肤过早老化和病态化。不同类型的皮肤，保养的重点亦不一样。

1. 中性皮肤：中性皮肤本身比较理想光洁，保养时注意清洁、爽肤、润肤以及按摩的护理。注意适时补水、调节水油平衡的护理。

2. 干性皮肤：干性皮肤的肌肤水分、油分均不正常，干燥、粗糙，缺乏弹性，保养时注意多做按摩护理，促进血液循环，注意使用滋润、美白、活性的护肤品，如原液、精华液等。

眼 袋

　　眼袋就是下眼睑浮肿，由于眼睑皮肤很薄，皮下组织薄而松弛，很容易发生水肿现象，从而产生眼袋。中医认为，眼袋的形成与人体的脾胃功能有着直接的关系。在相关穴位拔罐，可以提高脾胃功能，促进血液循环，对消除眼袋有辅助作用。

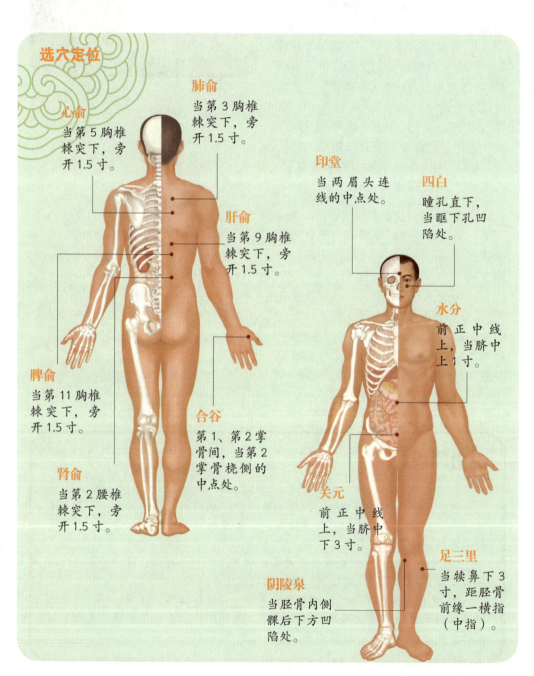

选穴定位

肺俞
当第3胸椎棘突下，旁开1.5寸。

心俞
当第5胸椎棘突下，旁开1.5寸。

印堂
当两眉头连线的中点处。

四白
瞳孔直下，当眶下孔凹陷处。

肝俞
当第9胸椎棘突下，旁开1.5寸。

水分
前正中线上，当脐中上1寸。

脾俞
当第11胸椎棘突下，旁开1.5寸。

合谷
第1、第2掌骨间，当第2掌骨桡侧的中点处。

关元
前正中线上，当脐中下3寸。

肾俞
当第2腰椎棘突下，旁开1.5寸。

足三里
当犊鼻下3寸，距胫骨前缘一横指（中指）。

阴陵泉
当胫骨内侧髁后下方凹陷处。

拔罐方法

方法一　先让患者取俯卧位，把罐吸拔在心俞、脾俞、肾俞、阴陵泉，留罐 15 ~ 20 分钟。再从配穴关元、肺俞、水分、足三里中选择 1 ~ 2 个拔罐，留罐 15 ~ 20 分钟。对于所选中的穴位，要先拔背部穴位，再拔腹部穴位。这样的治疗每周 2 ~ 3 次，10 次为 1 个疗程。

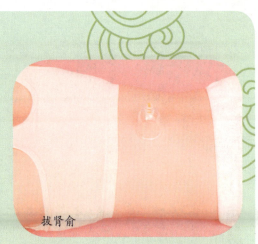
拔肾俞

方法二　1. 让患者取坐位，用小罐对面部的印堂、四白进行闪罐，以皮肤潮红为度。拔罐前要对患者讲明面部闪罐会使皮肤潮红，影响美观，征得患者同意再施罐。

2. 让患者取俯卧位，对合谷、肝俞、脾俞、肾俞穴位皮肤消毒。

3. 消毒后，用毫针针刺合谷、肝俞、脾俞、肾俞，得气后，出针。

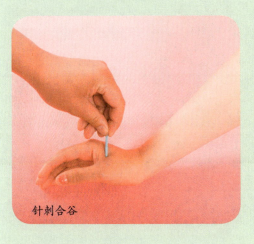
对合谷消毒

要求施罐者必须有一定的针灸知识，否则不宜进行针罐法。

4. 把罐吸拔在针刺过的穴位上，留罐 10 ~ 15 分钟，2 天 1 次，10 次为 1 个疗程。

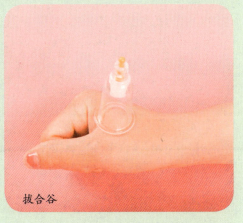
针刺合谷

拔合谷

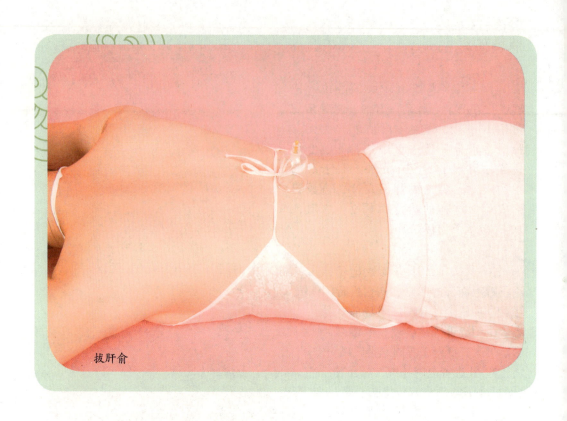

拔肝俞